Dr. med. Adalbert Olschewski · Wassertherapie

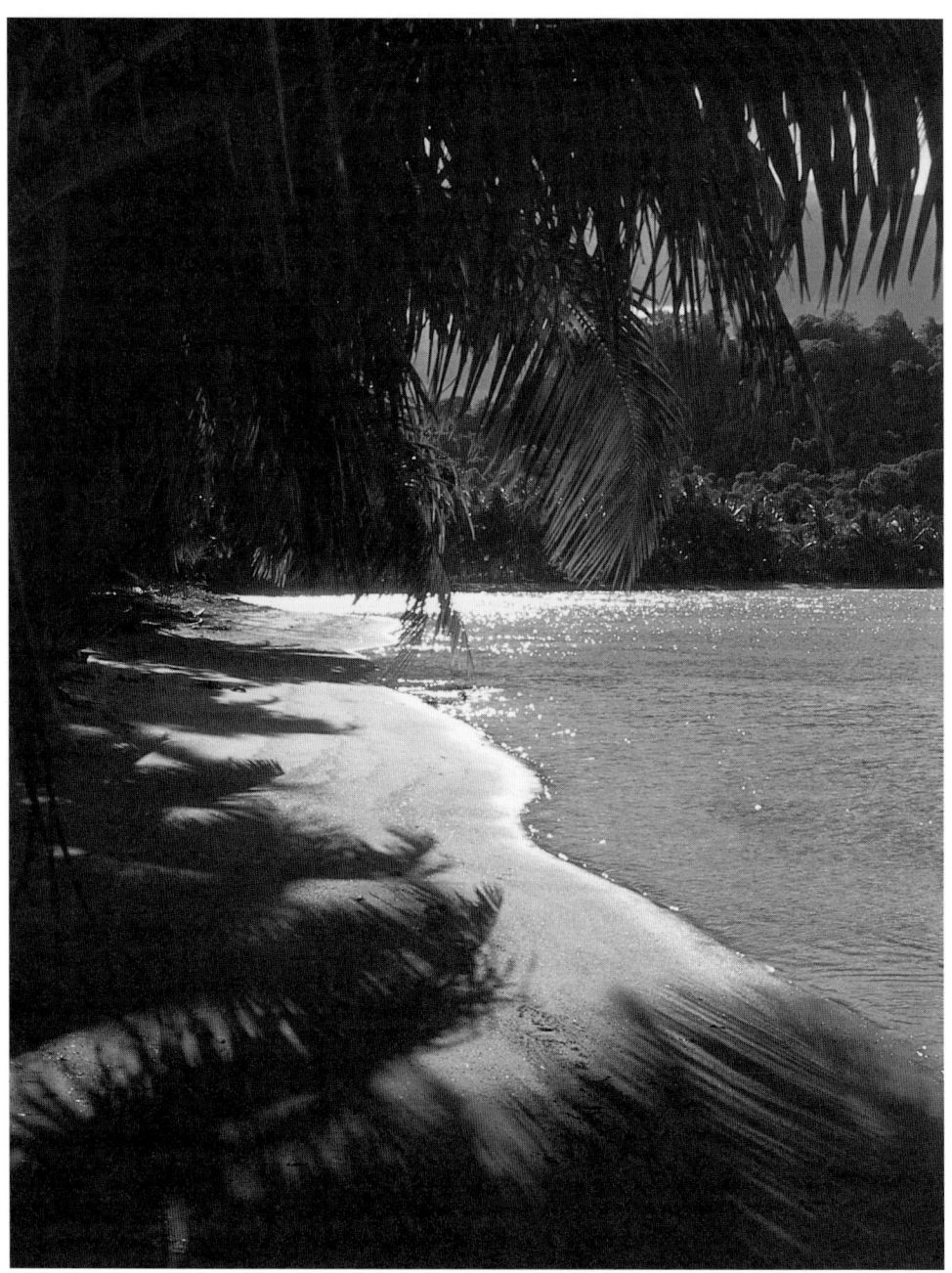

Dr. med. Adalbert Olschewski

# Wassertherapie

Entspannung
Bewegung
Heilung

Kösel

ISBN 3-466-34381-X
© 1997 by Kösel-Verlag GmbH & Co., München
Printed in Germany. Alle Rechte vorbehalten
Druck und Bindung: Kösel, Kempten
Umschlag: Elisabeth Petersen, München
Umschlagmotiv: Stock Image/BAVARIA

1 2 3 4 5 · 01 00 99 98 97

*Gedruckt auf umweltfreundlich hergestelltem Werkdruckpapier (säurefrei und chlorfrei gebleicht)*

# Inhalt

Wasser und seine unwiderstehliche Anziehungskraft
auf den Menschen ... 7

Wissenswertes über Wasser ... 9

Wasser als Lebenselixier ... 11

Wie alles begann ... 14

Kam der Mensch aus dem Meer? ... 17

Wasser hat Geschichte ... 26

Wie Wasser den Geist inspiriert ... 33

Wo Neugeborene in ihrem Element sind ... 35

Vom Kult zur Nutzung – und was nun? ... 36

Wasser als Therapie ... 42

Die IPEG-Wassertherapie ... 51

Wann ist eine Wassertherapie sinnvoll? ... 105

Erfahrungen mit der Wassertherapie ... 107

Übungen mit Partner oder allein ... 110

Ideen für zu Hause: Wie Wasser zum Genuss wird ... 115

## Wassertherapien im Überblick 123

Aqua-Healing 123
Aqua-Jogging, Aqua-Aerobic, Aqua-Fitness, Aqua-Step
und Hydropower 124
Floating 125
Funktionelle Krankengymnastik im Wasser 126
Halliwick-Wassertherapie nach McMillan 127
IPEG-Wassertherapie 127
Isolationstank-Arbeit 128
Kneipp-Wassertherapie 129
Körpertherapie im Wasser (KIW) 130
Liquid Sound 130
Oceanic-Aquabalancing 131
Pränataler Wassertanz 131
Tantsu 131
Wassergymnastik 132
Wasser-Rebirthing 132
Wassertanzen 133
Waterbalancing 133
Watsu 134
Waving 134

## Wie finden Sie den richtigen Therapeuten? 135

## Adressen 137

## Literatur 139

## Dank 142

## Bildquellen 143

# Wasser und seine unwiderstehliche Anziehungskraft auf den Menschen

Wasser übt auf uns Menschen seit jeher eine unglaubliche Faszination aus, die uns zu Tausenden und Abertausenden in jedem Urlaub, nicht nur zur Sommerszeit, den Ozeanen und Meeren entgegenströmen lässt. Viele suchen Erholung und Entspannung im kühlen oder warmen Nass, begegnen fasziniert der Brandung am Meer oder verfallen dem Zauber des leisen beruhigenden Wellenspiels am tropischen Inselstrand und versinken in meditatives Lauschen. Haben Sie sich nicht auch schon einmal von den Wellen tragen lassen, die Bewegungen des Wassers genossen und sich dabei entspannt und frei gefühlt?

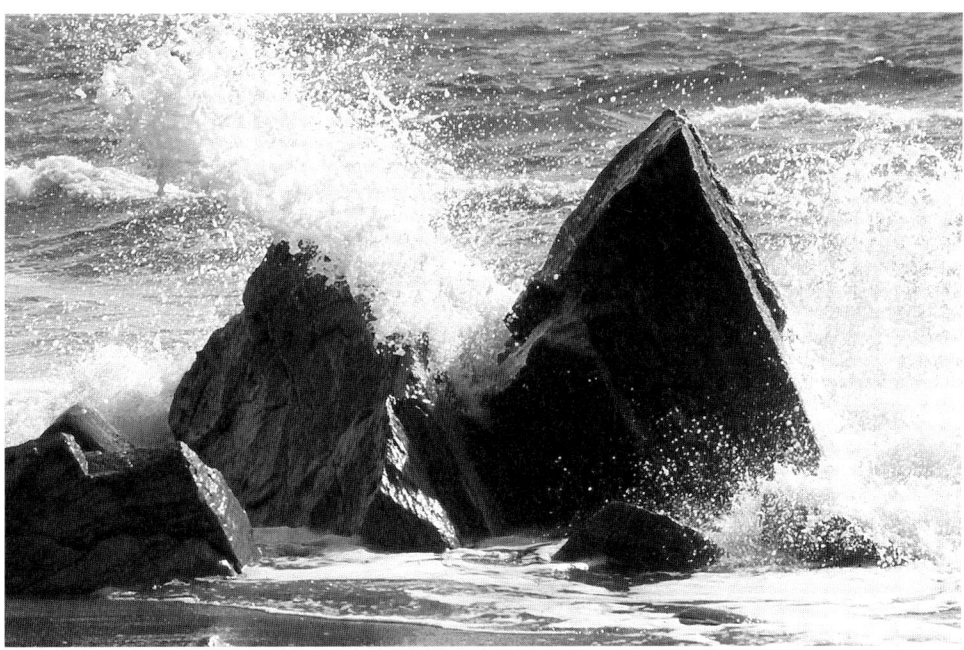

Für andere wird der Urlaub im Gebirge erst durch die Begegnung mit dem Wasser zu einem besonderen Erlebnis. Die Wanderung zu einem Bergsee, die Rast am rauschenden Bach, stundenlanges Zuhören und Beobachten eines plätschernden Bächleins, die Füße im Wasser baumeln zu lassen oder barfuß im Wasser zu laufen, können zu Höhepunkten des Urlaubs werden.

Weitere gefragte Freizeitziele sind Flusstäler und Seenlandschaften mit ihrer üppigen Vegetation. Wurden dort die vielen Wander- und Radwege nicht gerade wegen ihrer ständigen Nähe zum Wasser angelegt? Ist beim Angeln das Verweilen am oder auf dem Wasser nicht wenigstens so wichtig wie das Fischefangen? Auch Wassersportarten wie Segeln und Kanufahren erfreuen sich zunehmender Beliebtheit. Yachthäfen haben sich weltweit in den letzten Jahren rapide vermehrt. Tauchkurse und Funsportarten rund ums Wasser (Windsurfen, Bodysurfing, Gleitschirmfliegen über dem Wasser, Canyoning usw.) gehören bereits zum Standardangebot in den meisten Urlaubsgebieten.

Überall zieht es die Menschen, nicht nur im Urlaub, in die Schwimm- und Spaßbäder, an Baggerseen oder Flüsse. Immer wieder zeigt es sich – da, wo Wasser ist, ist am meisten los.

Aber auch im Alltag haben die meisten von uns einen lustvollen Umgang mit Wasser, häufiger oder länger, als es für die reine Lebenserhaltung (Trinken) oder Hygiene notwendig wäre. Für viele, vor allem auch ältere Menschen, ist das tägliche Schwimmen zum Lebenselixier geworden. Als in den letzten Jahren in Deutschland im Rahmen von Sparmaßnahmen eine Reihe von kommunalen Schwimmbädern geschlossen wurden, bedeutete dies für viele Menschen einen großen Verlust an Lebensqualität.

Wer weiß nicht ein warmes entspannendes Bad nach einem stressigen Arbeitstag zu schätzen oder genießt intensiv das morgendliche Duschen?

Was ist es eigentlich, das uns am Wasser so fasziniert? Könnte es sein, dass wir durch die Begegnung mit diesem Element an die neun Monate im Mutterleib erinnert werden und uns unbewusst in diese Umgebung zurücksehnen, in der es uns so wohl erging, wir geborgen und entspannt im Fruchtwasser schwebten? Oder geht die Faszination noch weiter zurück in unsere Entstehungsgeschichte? Wir wissen heute, dass alles Leben im Wasser entstand. Es gibt sogar Hinweise darauf, dass wir Menschen im Unterschied zu den Menschenaffen am und im Meer gelebt haben müssen. Vielleicht fühlen wir uns dadurch dem Wasser so sehr verbunden.

# Wissenswertes über Wasser

Jedes Wassermolekül besteht aus zwei Wasserstoff- und einem Sauerstoffatom. Die Form dieses Moleküls entspricht etwa der eines Kleiderbügels. Das Sauerstoffatom steht für den Haken, die beiden Wasserstoffatome befinden sich im Bereich der Arme des Kleiderbügels. Wassermoleküle besitzen Dipolcharakter, das heißt, das Sauerstoffatom ist negativ, die Wasserstoffatome sind positiv geladen. Ähnlich wie bei Dipolmagneten stoßen sich die gleichnamig geladenen Pole ab, die gegensätzlich geladenen Seiten ziehen sich an.

| Wasserphysik in Zahlen | |
| --- | --- |
| Schmelzpunkt | 0° C |
| Siedepunkt | 100° C |
| Maximale Dichte (bei 4° C) | $1 g/cm^3$ |
| Eis von 0° C hat eine geringere Dichte ($0,917 g/cm^3$) und schwimmt deshalb auf flüssigem Wasser. | |

Physikalische Experimente zeigen, dass die Anordnung der einzelnen Wassermoleküle selbst von kleinsten Kräften, die von außen wirken, noch beeinflusst werden kann, so zum Beispiel von den Gravitationskräften der Planeten unseres Sonnensystems, die selbst mit aufwendigen physikalischen Messgeräten kaum noch feststellbar sind. Die Schweizer Wassertherapeutin Denise Weyermann hat sich intensiv mit der Physik und Mythologie des Wassers befasst und beschreibt diese Einflüsse sehr poesievoll: »In all seinen Bewegungen sind die Bewegungen der Sternenwelt und die der Gestirne einverwoben. So teilt es das kosmische Geschehen allem Erdenleben mit. Durch das Auf und Ab der Gezeiten, Ebbe und Flut, sind das Himmelsgeschehen und das Wasser im Zeitenstrom verknüpft.« Jedes fließende Gewässer hat seine Rhythmen, die sich beispielsweise an den Tagesablauf anlehnen oder auch im Einklang mit längeren Zeitrhythmen schwingen. Alte Flößerregeln besagen, dass Bäche bei Vollmond in die Breite und bei Neumond in die Tiefe gehen. Solche und ähnliche Erfahrungsschätze früherer Zeiten werden nach und nach wiederentdeckt. So haben Ingenieure heutzutage – um bei diesem Beispiel zu bleiben – ebenfalls entsprechende Beobachtungen gemacht: Im Oberwasser mancher Kraftwerke sammelt sich immer wieder eine Menge von Geröll und Geschiebe an, deren Beseitigung meist sehr teuer ist. Stattdessen kann man sich jedoch einfach der Erfahrung bedienen, dass bei bestimmten Mondphasen und -stellungen die Kraft des Wassers ausreicht, um das Geschiebe bei geöffneten Wehren selbst fortzuschwemmen.

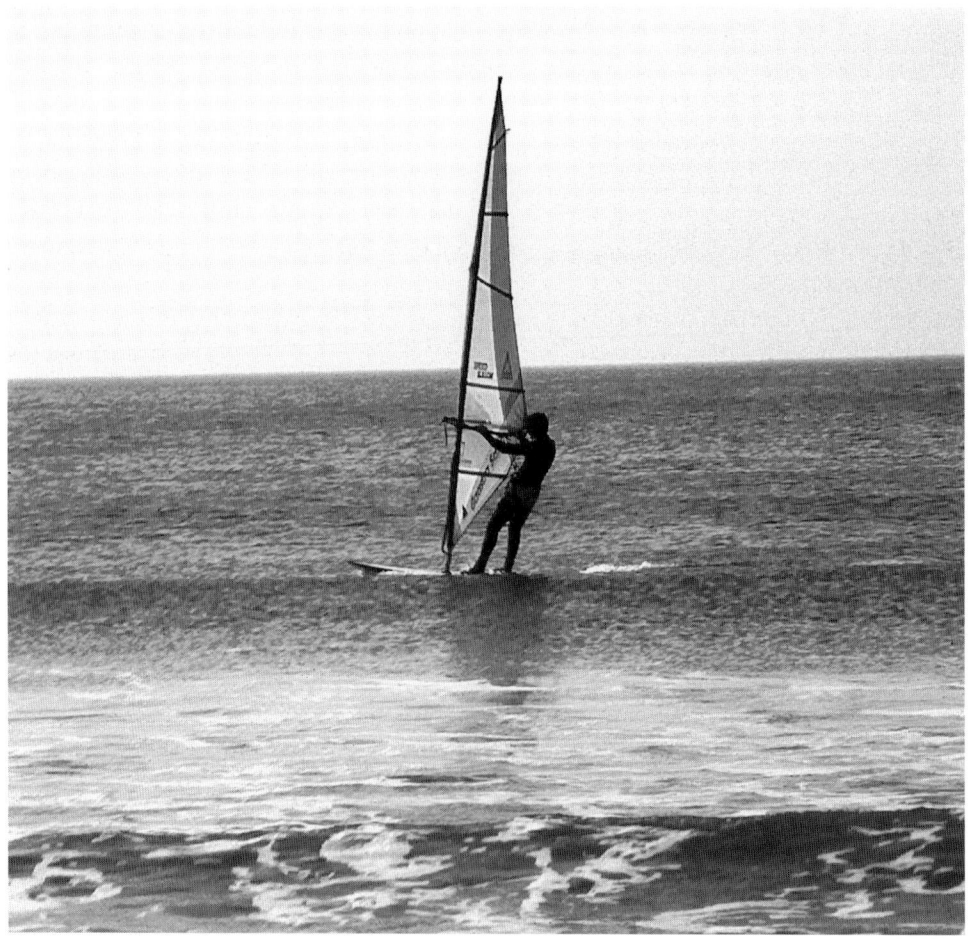

# Wasser als Lebenselixier

Unser Planet ist vom Weltall aus gesehen der blaue Planet, unter anderem auch deshalb, weil Wasser zwei Drittel seiner Oberfläche bedecken. Auch wir Menschen, viele Tiere und andere Organismen bestehen zu zwei Dritteln aus Wasser, dem wesentlichen Stoff alles Lebendigen. Ohne dieses Element wäre Leben nicht möglich.
Wenn wir nur 10 Prozent unseres Körperwassers verlieren, treten bereits massive Stoffwechsel- und Nervenstörungen, wie beispielsweise Verwirrtheit, auf. Ein Verlust von 20 Prozent und mehr ist lebensbedrohlich.
Der Wasserstoffwechsel des Menschen sorgt für ein relativ stabiles Fließgleichgewicht, bei dem die Wasserbilanz ausgeglichen ist. Die Verteilung des Wassers auf die verschiedenen Organe und Körperzellen erfolgt durch Blutdruck, Gewebedruck sowie kolloid-osmotischen (Eiweiß)-Druck. Ausgeschieden wird dieser Stoff durch die Nieren, Lungen, Darm und Haut.
Durch Verbrennung von Nahrungsstoffen läuft in unserem Organismus, abgemildert durch Enzymsysteme, eine Knallgasreaktion ab: $2 \times H_2 O_2 =$ Wasser + Energie. Neben Wärme und der Energie, die wir für unsere Körperfunktionen brauchen, entstehen bei dieser Reaktion täglich mindestens 500 ml Wasser. Da der Mensch im Laufe eines Tages mindestens 2,5 Liter Wasser ausscheidet, sollten wir täglich mehr als zwei Liter in verschiedenster Form – Getränke und feste Nahrung – wieder zu uns nehmen.
Ohne Wasser ist der Stoffauf- und -abbau der lebenden Organismen undenkbar, denn die meisten Stoffwechselprozesse sind an dieses Element als Lösungs- und Transportmittel gebunden. Feste Stoffe können nur aufgrund seines Löse- und Fließvermögens überhaupt erst als Nahrung aufgenommen werden.
Auch für unseren Wärmehaushalt spielt das Wasser eine »leitende« Rolle. Wenn sich beispielsweise Eis in Wasser von 0° C verwandelt, so nimmt es dabei 80 Kalorien auf. Erwärmt es sich weiterhin, dehnt sich das Wasser aus. Die Folge ist eine Aufladung mit Wärmeenergie von jeweils einer Kalorie pro Liter Wasser. Sämtliche Stoffwechselvorgänge setzen Wärme frei, die dann vom Wasser gebunden und weitertransportiert wird. Aufgrund seiner hohen Wärmeleitfähigkeit ist das Wasser wesentlich am Wärmeaustausch innerhalb des Organis-

mus beteiligt. Nur durch die Vermittlung des Wassers lässt sich die Körpertemperatur innerhalb der lebensnotwendig engen Grenzen konstant halten. Dazu muss auch Wärme an die Umgebung abgeleitet werden, was vor allem über die Haut geschieht.

» ... Alles ist aus dem Wasser entsprungen!
Alles wird durch das Wasser erhalten!
Ozean, gönn uns dein ewiges Walten.
Wenn du nicht Wolken sendetest,
Nicht reiche Bäche spendetest,
Die Ströme nicht vollendetest,
Was wären Gebirge, was Ebnen und Welt?
Du bist's, der das frischeste Leben erhält. «

(Johann Wolfgang von Goethe)

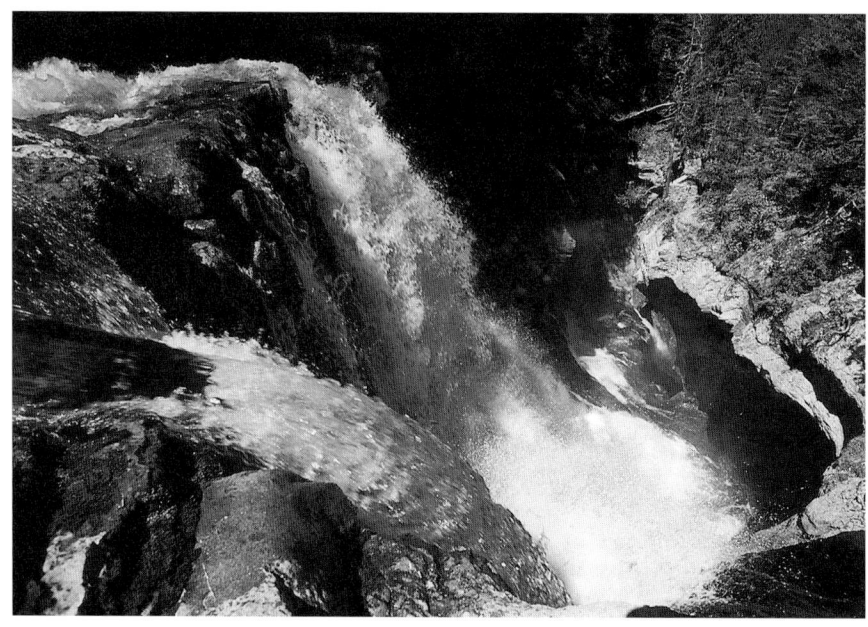

# Kein Anfang und kein Ende

Wasser ist das Element der Kreisläufe schlechthin. Es verbindet Getrenntes und lässt es in einem ständigen Kreislauf zusammenfließen. Durch die Einwirkung von Sonne und Wind verdunstet es von der Oberfläche der Meere und Kontinente, steigt in die Luft auf und kreist mit dieser in den großen atmosphärischen Strömungen um die Erde. In kühleren Zonen zieht es sich zu Wolken zusammen und fällt als Regen, Schnee oder Hagel wieder auf die Erde oder breitet sich als Nebel, Tau und Raureif aus. Zwei Drittel der Niederschläge lösen sich erneut in der Atmosphäre auf. Der Rest fließt über Bäche und Flüsse ins Meer zurück. Der irdische Kreislauf ist geschlossen. Jeder Tropfen Wasser unseres Planeten hat diesen Weg bereits zwanzigmal hinter sich gebracht.
In einem Kreislauf gibt es keinen Anfangs- und keinen Endpunkt. Alles hängt mit allem zusammen. Stört man diesen Prozess an einer Stelle, so hat dies Auswirkungen auf den gesamten Kreislauf. Dies ist zum Beispiel durch die Zerstörung der Regenwälder der Fall: Das Klima der gesamten Erde verändert sich, was wiederum Einfluss auf die Lebensgrundlagen von Mensch, Tier und Pflanze hat.

Einzelne Organismen haben neben dem großen irdischen Kreislauf, in dem sie eingebunden sind, auch ihren eigenen kleinen Kreislauf. In ihm zirkulieren in Wasser gelöste Nähr- und Schlackenstoffe, wird Wärme geleitet, Informationen beispielsweise über Botenstoffe (Hormone) übertragen und in Wasser gelöste Elektrolyte (Salze) transportiert, um den Gesamtorganismus auch in belastenden Situationen in einem stabilen Fließgleichgewicht zu halten. Innerhalb eines Organismus gibt es dann wiederum verschiedene größere und kleinere Kreisläufe, durch die unterschiedliche Funktionseinheiten verbunden werden. Selbst in jeder kleinsten Zelle existieren solche Kreisläufe, durch die die einzelnen Zellorganellen (Zelleinheiten wie Zellkern oder Zellwand) miteinander verbunden sind. An all diesen Kreisläufen ist das Wasser beteiligt.

# Wie alles begann ...

Das Leben auf der Erde entwickelte sich, wie bereits erwähnt, innerhalb von Jahrmillionen zunächst im Wasser. Organismen, die sich dann an das Leben auf dem Lande anpassten, mussten sich ein Flüssigkeitssystem schaffen, das die einzelnen Körperzellen umspült und für Energie-, Stoff- und Wärmeaustausch sorgt. So entspricht die Zusammensetzung der gelösten Salze im menschlichen Plasma in etwa der des Meerwassers. Landtiere schützen sich in verschiedener Weise durch eine feste Haut, ein Fell oder Hornschuppen vor dem Austrocknen. Komplizierte Regelmechanismen zur Aufrechterhaltung des Flüssigkeitsgehalts und der Ionenkonzentration wurden mit der Zeit entwickelt. Nur die Lebensformen, denen dies optimal gelang, konnten überleben und sich im Laufe der Evolution durchsetzen.

Viele Lebewesen steigen bei ihrer Geburt gleichsam vom Wasser auf das Festland. »Als Embryo im mütterlichen Organismus, ganz in Wasser schwimmend, verdichtet der Mensch seine Organe langsam aus dem Flüssigen zu deutlicher Gestalt.« (Denise Weyermann) Alle Stadien dieser Embryonalentwicklung sind mit quellenden, saugenden und fließenden, immer an das Wasser gebundenen Vorgängen verknüpft. Bei dieser Entwicklung durchlaufen wir in unserer äußerlichen Form, aber auch in unseren Bewegungen gleichsam die Entwicklungsgeschichte nochmals von neuem.

Die Übungen der Wassertherapie, wie sie in diesem Buch geschildert werden sollen, sind den natürlichen Bewegungsmustern des Wassers entnommen, die von außen betrachtet beispielsweise als Wellen und spiralförmige Schraubenbahnen in Erscheinung treten. Diese Bewegungsmuster und formenden Kräfte finden sich in Flussläufen, Röhren und Kanälen, aber auch in einem einfachen Gartenschlauch, der, wenn wir ihn loslassen und Wasser herausströmt, in Schlangenlinien hin und her schlägt.

Faszinierend ist ebenso, wie der Golfstrom seine spiralige Bahn warmen Wassers, aus dem Golf von Mexiko kommend, in Mäanderschleifen über den Atlantischen Ozean nach Nordeuropa zieht, ohne sich auf diesem Weg mit dem kalten Wasser, das ihn umgibt, zu durchmischen. Ähnliche Erscheinungsformen finden

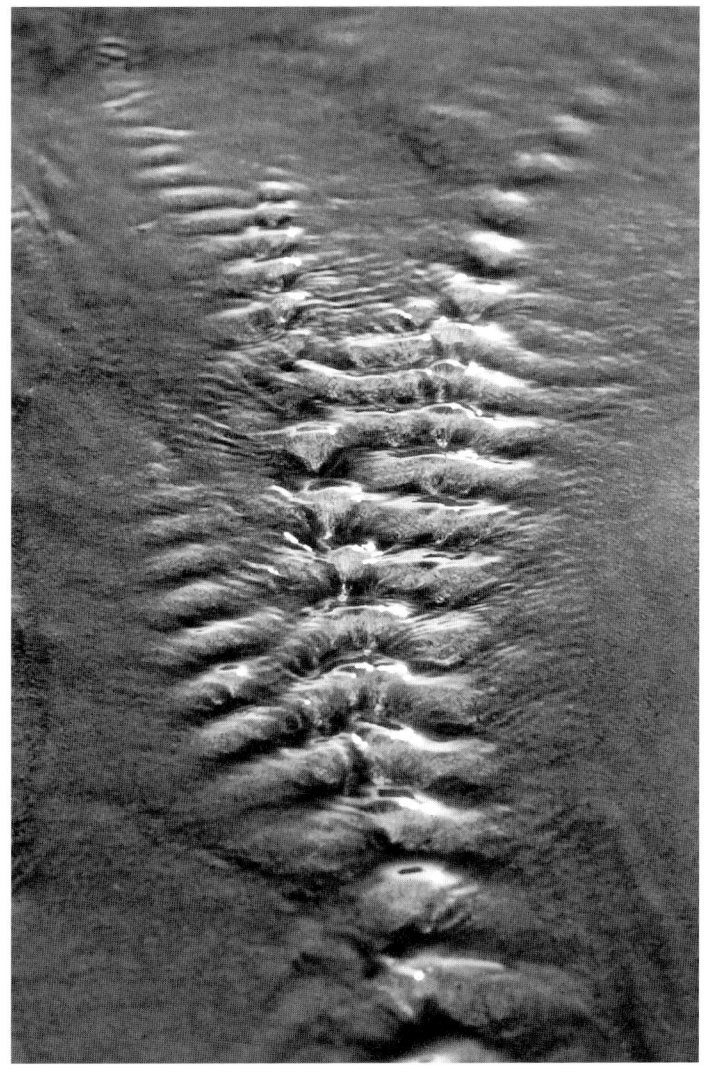

wir auch innerhalb lebender Organismen. So ergaben wissenschaftliche Untersuchungen, wie sie unter anderem am Lungenfisch Trotopterus durchgeführt wurden, dass das arterielle und venöse Blut bei einfachen Lebensformen, nur durch eine kleine Falte voneinander getrennt, nebeneinanderher läuft, ohne sich zu durchmischen.

Auch eine große Anzahl in der Natur vorkommender Strukturen, wie zum Beispiel die Körperformen einzelliger Wassertiere, scheinen ihre Form oder ihre Funktionsanordnung dem Wasser und seinen Fließ- und Bewegungsmustern nachgeahmt zu haben. Wirbelbewegungen, wie sie sowohl an einem Hindernis im Flusslauf als auch bei der Durchmischung eines Baches mit einem dahinströmenden Fluss entstehen, oder die Wirbelbildung an Trennungsflächen zwischen zwei unterschiedlichen Strömungen bilden Figuren, die ähnlich aussehen wie die Schalen von Muscheln und Schnecken, wie die Gehörschnecke des Menschen sowie der Faserverlauf in den Gehörnerven und viele andere Formen, die wir in unserer natürlichen Umwelt vorfinden.

Körperform und Fortbewegungsweise, die die meisten Wassertiere im Laufe der Evolution angenommen haben, sind nach neueren Forschungsergebnissen äußerst bewegungsoptimiert und energiesparend. So dienen Beobachtungen der Bewegungsmuster des Stachelrochens, durch dessen flachen Körper bei der Fortbewegung Wellen zu laufen scheinen, oder der Körperform und Bewegung von Delphinen mittlerweile als Ausgangspunkt für energiesparende Bauweisen in Schiffsbau, Luft- und Raumfahrttechnik. Hochtechnologie-Rennyachten, aber auch Container- und Tankschiffe haben sich ebenfalls aus diesen Erkenntnissen heraus weiterentwickelt.

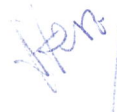

Die Eigenschaften des Wassers scheinen nicht nur Einfluss auf die Form ganzer Organismen und Organe genommen zu haben, sondern sogar auf deren Feinstrukturen, wie zum Beispiel die Herzmuskelzellen. Der Philosoph und Naturwissenschaftler Theodor Schwenk beschreibt ein Experiment, in dem zwei Festkörper, die in ihrer Form dem Innenausguss der menschlichen Herzkammern entsprechen, ins Wasser gebracht und in schnelle Schwingungen um den eigenen Schwerpunkt versetzt wurden. Es bildeten sich zwischen ihnen Strömungen aus. Anschließend fügte man dem Wasser feste Partikelchen (beispielsweise Tuschepartikel) bei, die sich in dem Stromfeld in Riffeln senkrecht zu der Strömung anordneten. Im Gesamtbild schlossen sich die Riffel um die pulsierenden Kammern zu sogenannten cassinischen Kurvenzügen zusammen – wie die entsprechenden Muskelfasern um die pulsierenden Herzkammern. Physikalische Berechnungen haben ergeben, dass diese Faseranordnung dem in der Natur realisierten und in vielen Bereichen von Wissenschaft, Wirtschaft und Technik angestrebten Prinzip von minimalem Aufwand und maximalem Effekt entspricht.

# Kam der Mensch aus dem Meer?

Dass das Leben auf unserem Planeten im Wasser entstand – darüber ist sich auch die Wissenschaft einig. Aus einzelnen Atomen bildeten sich Moleküle, die sich zu einzelligen Organismen zusammenfügten. Aus diesen Einzellern formten sich, wie erwähnt, Zellverbände und erste mehrzellige Organismen, bei denen sich die einzelnen Zellen auf bestimmte Aufgaben spezialisierten. Alle Äußerungen des Lebens sind bis heute an das Vorhandensein von Wasser gebunden.
1871 veröffentlichte Charles Darwin seine Schrift *Die Abstammung des Menschen*. Hierin stellte er die heute allgemein anerkannte Theorie auf, dass alles Leben sich aus dem Meer heraus entwickelt hat. Die ersten Tiere, welche das Land aufsuchten, waren sogenannte Amphibien, Tiere, die an Land und im Wasser leben konnten. Sie stammten von Fischen ab, die Lungen zum Atmen von Luft ausgebildet hatten. Aus diesen »Lungenatmern« entstanden in einer weiteren Evolutionsstufe die Reptilien und Saurier, die sich dann zu Vögeln und Säugetieren weiterentwickelt haben. Von diesen wiederum, und zwar vom Menschenaffen, stammen schließlich wir Menschen ab.
Doch über die genaue Abstammung und den Verlauf der Entwicklung des Menschen gibt es immer noch unterschiedliche Annahmen (die Wasser- und Savannentheorie). Nach Forschungen von Molekularbiologen und Archäologen bestehen Lücken in der Evolutionsgeschichte der Menschheit, über die wir noch wenig wissen. In der Zeit vor etwa 9 Millionen Jahren lebte der in Afrika entdeckte Ramapitheus, ein möglicher entfernter Ahne des Menschen. Die nächsten Funde, ebenfalls in Afrika, sind Menschenaffen mit aufrechtem Gang, die vor 3,5 Millionen Jahren lebten. Über den Zeitraum bis zum Neandertaler gibt es heute noch keine Erkenntnisse. Archäologische Funde hat man interessanterweise vor allem in der Nähe des Wassers gemacht.
Mit den Menschenaffen sind wir genetisch eng verwandt. Dennoch gibt es eine Vielzahl von Unterschieden, die nur schwerlich allein dadurch zu erklären sind, dass unsere Vorfahren von den Bäumen auf die offene Steppe umgesiedelt sind.

Möglicherweise haben diese Unterschiede mit der Anpassung an einen ganz anderen Lebensraum als dem der Menschenaffen, nämlich an das Meer, zu tun, in dessen Umgebung der Mensch nach der Hypothese des englischen Biologen Prof. Alister Hardy für lange Zeit lebte.

Wie Geologen nachwiesen, entstand durch die Verschiebung der Kontinente und Anhebung einiger Krustenschollen im Nordosten Afrikas die Danakil-Region, die durch ein Vordringen des Meeres für lange Zeit vom restlichen Kontinent abgetrennt war. Es ist wahrscheinlich, dass es dort regen Vulkanismus gegeben hat. Durch Vulkanausbrüche oder die im Pliozän (das ist ein jüngerer Zeitabschnitt der Erdneuzeit) bestandene Trockenheit könnte in der Folge Waldsterben stattgefunden haben. Durch Bevölkerungszuwachs und Nahrungskonkurrenz mit anderen Tieren haben sich nach der Hypothese Hardys die Menschenaffen auf der Suche nach anderen Nahrungsquellen, aber auch zum Schutz vor Raubtieren an ein Leben im Wasser gewöhnt und sich einer vom Wasser beherrschten Umwelt angepasst (**Wassertheorie**). Erst als das Wasser zurückwich, konnten sie zur früheren bodenständigen Lebensweise zurückkehren. Die im Verlauf der Evolution entwickelten Veränderungen im Bereich von Körperformen, Fähigkeiten und Lebensgewohnheiten begünstigten die Verbreitung des Menschen.

Hardy und andere versuchten die Unterschiede zwischen Menschen und Menschenaffen den verschiedenen Entwicklungstheorien zuzuordnen und dadurch Aussagen über die Schlüssigkeit der verschiedenen Theorien zu finden.

Menschen besitzen eine geringe *Behaarung* im Vergleich zu den Menschenaffen. Sie haben zwar ebenso viele Haarfollikel wie die Affen, aber ihre Haare sind kürzer und dünner.

Ein Verlust an Haaren (durch Rasieren der Kopf- und Körperhaare oder das Tragen einer Badekappe) ermöglicht uns, wie wir von sportlichen Wettkämpfen wissen, schneller zu schwimmen. Der menschliche Haarstrich, die Richtung, in der die Haare angeordnet sind, entspricht der Strömungsrichtung des Wassers um unseren Körper, wenn wir froschähnlich vorwärts schwimmen. Hier haben offensichtlich Anpassungsvorgänge an das Wasser stattgefunden. Für die Warmhaltung des Körpers im Wasser haben Haare keinen Nutzen, sondern verschlechtern sie sogar. Unmittelbar nach dem Aufenthalt im Wasser kühlt ein unbehaarter Körper weniger leicht aus.

Der Mensch hat einen typischen *Schwimmfuß*, der sich später zum Lauffuß entwickelte. 7 Prozent aller Menschen besitzen *Schwimmhäute* zwischen den zweiten und dritten Zehen. Zwischen Daumen und Zeigefinger liegen Schwimmhäute, die es in der Regel nur ermöglichen, den Daumen 90 Grad vom Zeigefinger abzuspreizen. Die Großzehen am Fuß liegen nicht wie bei den Affen gegenüber, sondern neben den anderen Zehen.
Seevögel, Meereskrokodile und Meerechsen, Schildkröten und Robben weinen salzhaltige *Tränen*, wie es typische Landsäugetiere nicht tun. Süßwasserkrokodile vergießen keine Tränen. Schimpansen und andere Affen können nicht wie wir Menschen weinen, obwohl auch sie zu starken Emotionen fähig sind.

Die *Wärmeregulation* ist beim Menschen wie bei Meeressäugetieren auf einen festen Wertebereich eingeschränkt, der nur um 1 Grad schwankt. Landsäugetiere vertragen eine Schwankung der Körpertemperatur von 5 Grad. Die Körpertemperatur des Menschen beträgt 37 Grad. Bei Schafen, Hunden und Katzen 39 Grad. Bei Überwärmung schwitzen wir, um Hitze durch Verdunstungskühle nach außen abzuführen. *Schwitzen* raubt dem Organismus jedoch Wasser, Kochsalz und andere Salze, die ihm innerhalb kurzer Zeit wieder zugeführt werden müssen. Beim Aufenthalt in der Wüste gibt der Körper bei einer Temperatur von 38° C sogar bis zu 28 Liter pro Tag Wasser an die Umgebung ab. Der Salzgehalt der Schweißdrüsen nimmt nach einer Woche intensiven Schwitzens etwas ab, es können jedoch immer noch 10 bis 15 Prozent der Gesamtmenge des Körpernatriums täglich ausgeschieden werden. All dies wäre erwartungsgemäß mit einem Leben im oder am Wasser verbunden.
Menschenaffen schwitzen hingegen nicht, um sich durch Verdunstung abzukühlen. Die Haut eines Schimpansen bleibt auch bei größter Hitze trocken. Waldaffen leben in feuchteren Gebieten, als es die Savannen sind, in denen die Menschenaffen damals lebten. Sie bewahren ihre Körperflüssigkeit dennoch gut und brauchen im Unterschied zu den Menschen nicht einmal jeden Tag Wasser zu trinken.
Im Unterschied dazu brauchte der Mensch, der während seiner Evolution lange Zeit in der Nähe des Wassers lebte, keinen Mechanismus zum Sparen von Wasser und Salz zu entwickeln.

Die *Fettschicht unter der Haut* dient der Warmhaltung und der besseren Stromlinienform beim Schwimmen sowie dem Auftrieb im Wasser. Und die

Schönheit und Eleganz des menschlichen Körpers erinnert, wie es die englische Wissenschaftspublizistin Elaine Morgan ausdrückt, an eine Bootsform oder an den Bau anderer Wassertiere. Auch hier besteht ein deutlicher Unterschied zum eher plumpen Affenkörper.
Wird Fett als Energiespeicher von Landtieren benutzt, dann lagert sich davon nur ein geringer Prozentsatz unter der Haut an, das meiste jedoch zwischen die Eingeweide.

Auch die Veränderung der *Körperformen* zeigt die Nähe des Menschen zu den Wasserwesen. Die Arme der Affen sind viel länger als ihre Beine. Beim Menschen ist das, wie auch bei den Meeressäugern, umgekehrt.
Sowohl in horizontaler (wegschwimmen) als auch in vertikaler Haltung im Wasser liegen Rückgrat und hintere Gliedmaßen in einer geraden Linie wie bei den Meeressäugern. Bei den Landsäugern, auch den Menschenaffen, bildet sich ein 90-Grad-Winkel.
Menschen besitzen durch ihr biegsameres Rückgrat und einen fein abgestimmten Gleichgewichtssinn die Fähigkeit – ähnlich wie der Seehund und Delphin –, einen Gegenstand zu balancieren. Schimpansen können das nicht.

Auch das unerwartet *schwere Gehirn* des Menschen in Bezug zu seinem Körpergewicht deutet eher auf eine Gemeinsamkeit in der Artenentwicklung mit den Säugetieren des Meeres hin. Das menschliche Gehirn ist im Vergleich zu den Menschenaffen im Verhältnis zur Körpergröße viermal schwerer. Seine Lernfähigkeit, Flexibilität und die Fähigkeit zur gezielten Reflexion machten den Menschen anderen, auch körperlich stärkeren Landtieren überlegen. Die Gehirnmasse des Menschen könnte vor allem deshalb zugenommen haben, weil im Verlauf der Evolution eine dreidimensionale Fortbewegungsart (Schwimmen und Tauchen) sowie die Fähigkeit zu sprechen neu erworben wurde. Sprachentwicklung war vor allem deshalb sinnvoll, weil im Wasser nonverbale visuelle Signale des Körpers, wie sie die Menschenaffen vorwiegend einsetzen, weniger gut zur Verständigung geeignet oder einsetzbar sind. Hände und Beine beschäftigen sich im Wasser vor allem mit der Beherrschung dieses Elements. Das intensive körperliche Bemühen um Fortbewegung im Wasser erschwert direkten Blickkontakt, weshalb die Vermittlung subtiler Botschaften durch Gesichtsausdruck nicht so gut möglich ist wie bei Landtieren.

Als sich im Verlauf der Evolution das Gaumensegel absenkte, um Wasser, das in die Nase eindringt, von der Lunge fernzuhalten, war die Entwicklung von Sprache möglich. Delphine und Wale können sich zum Beispiel gegenseitig durch Lautsprache sehr differenzierte Informationen vermitteln. So teilte ein Delphin im Rahmen eines Experimentes seinem Artgenossen, der im benachbarten Tauchbecken schwamm, allein durch Laute mit, wie er durch Druck auf einen bestimmten Hebel an Nahrung herankommen würde. Auch andere Wassertiere (Seelöwen, Seehunde) können leicht dazu gebracht werden, Töne hervorzubringen (Zirkusdressur), nicht jedoch Laborratten oder Rhesusaffen.
Versuche mit Schimpansen brachten nur wenig differenzierte Lautäußerungen hervor. Sie beherrschen dafür eine ausgeprägte Zeichensprache.
Eine zusätzliche Vermittlung von Informationen findet bei den Affen und vielen Landsäugetieren über Duftsignale statt (so, wie wir dies bei Hunden oder Rehen kennen). Das menschliche Riechhirn ist wesentlich kleiner als das der Menschenaffen. Wir Menschen sind deshalb auch beispielsweise nicht wie andere Tiere in der Lage, eine Fährte aufzunehmen und zu verfolgen. Wale und Delphine besitzen keine Riechlappen im Gehirn, denn der Riechsinn setzt das Einatmen von Luft voraus, was im Wasser nicht möglich ist.
Für die Entwicklung und wohl auch die spätere Funktion des menschlichen Gehirns sind sogenannte Omega-Fettsäuren wichtig, die bei anderen Säugetieren sonst nur in der Muttermilch zu finden sind. Diese Lipide aus der Eicosanoidgruppe kommen vor allem in fettreichen Meeresfischarten vor. Babys, deren Flaschennahrung mit diesen Fettsäuren angereichert sind, entwickeln ihr Gehirn und ihre Intelligenz bedeutend besser als die mit konventioneller Nahrung gefütterten. Wenn die Omega-Fettsäuren in den Speisen fehlen, scheint zudem die Entwicklung von Zivilisationserkrankungen häufiger vorzukommen.

Ein weiterer Hinweis auf unsere Anpassung an das Meer ist der angeborene *Tauchreflex*. Bei Benetzung des Gesichts mit Wasser kommt es bei Säuglingen zum Verschluss der Atemwege, die Herzfrequenz und der Blutdruck sinken, Stoffwechselprozesse laufen verlangsamt ab. Die sogenannten Wasserbabys können bis zu drei Minuten unter der Wasseroberfläche verbringen und bewegen sich selbständig mit offensichtlich großem Wohlgefühl mit geöffneten Augen unter Wasser. Ohne fremde Hilfe kehren sie wieder zur Wasseroberfläche zurück. Schon Kapitän Cook berichtete bei der Entdeckung Hawaiis von Kindern im Säuglingsalter, die ohne fremde Hilfe im Meer schwammen. Diese erst vor wenigen Jahren näher untersuchten Erkenntnisse weisen darauf hin, dass in unserer Entwicklungsgeschichte Wassergeburten üblich gewesen sein könnten und dass die Fähigkeit zum Schwimmen und Tauchen, die nach zehn Monaten wieder verlernt wird, als Schutz für die Unterwasserphasen im Verlauf der Geburt sein könnte. Ebenfalls interessant ist hier die Tatsache, dass Menschenbabys im Verhältnis zur Schwangerschaftsdauer und im Verhältnis zum Gewicht der Mutter deutlich schwerer als Schimpansenbabys sind. Unmittelbar vor der Geburt wird bei Menschenbabys noch viel Fett eingelagert. Dieses könnte dem besseren Körperauftrieb nach der Geburt dienen. Elefanten und Delphine haben als einzige Säugetiere, so wie auch wir Menschen, eine Hebamme.

In einem Bericht des National Geographic Magazins lässt sich über Eingeborene auf Feuerland nachlesen, bei denen Wassergeburten stattfinden. Es wird beschrieben, dass die Frauen auch nach der Geburt noch lange Zeit mit den Kindern im Wasser verbringen und diese sich reflexartig an den Haaren ihrer Mutter festhalten, während die Frauen im Wasser stehen. Haare sind in der Schwangerschaft bekanntlich dicker. Der im Säuglingsalter noch bestehende Festhalteimpuls passt dazu. Man kann selbst kleine Säuglinge, denen man die Finger zum Greifen gibt, in die Sitzposition hochziehen.

Bei Erwachsenen wird nach Auslösung des Tauchreflexes das Raum-Zeit-Kontinuum im subjektiven Erleben aufgehoben und angenehme Zustände des Abschaltens und der inneren Versenkung herbeigeführt. Dies könnte auch die ausgesprochene Wasserliebe des Menschen erklären. Die Herzfrequenz sinkt dabei von 72 Schlägen auf 35 Schläge in der Minute (72/35) – wie beim Meditieren. Beim Pinguin sind es 200/20, beim Seelöwen 90/20 und beim Belugawal 100/20 Schläge in der Minute.

Nach der **Savannentheorie** stiegen unsere Vorfahren von den Bäumen herab und zogen hinaus auf Savannen und Grassteppen, da Klimaveränderungen zur Schrumpfung der bewaldeten Gebiete führten. Nun konnten sie sich nicht mehr nur von Früchten und anderer vegetarischer Nahrung um sich herum ernähren und mussten sich deshalb auf Fleischernährung und die Jagd umstellen. Dagegen blieben die Vorfahren von Gorillas und Schimpansen weiterhin auf den Bäumen. Affen sind Pflanzenfresser geblieben. Der einzige Fleischfresser unter ihnen ist der Javaneraffe, der allerdings wie der Mensch auch schwimmen kann.

Die fehlende Behaarung des Menschen erklärt man durch die aktivere Bewegung des Jägers. Unbeantwortet bleibt bei dieser Theorie jedoch die Frage, weshalb

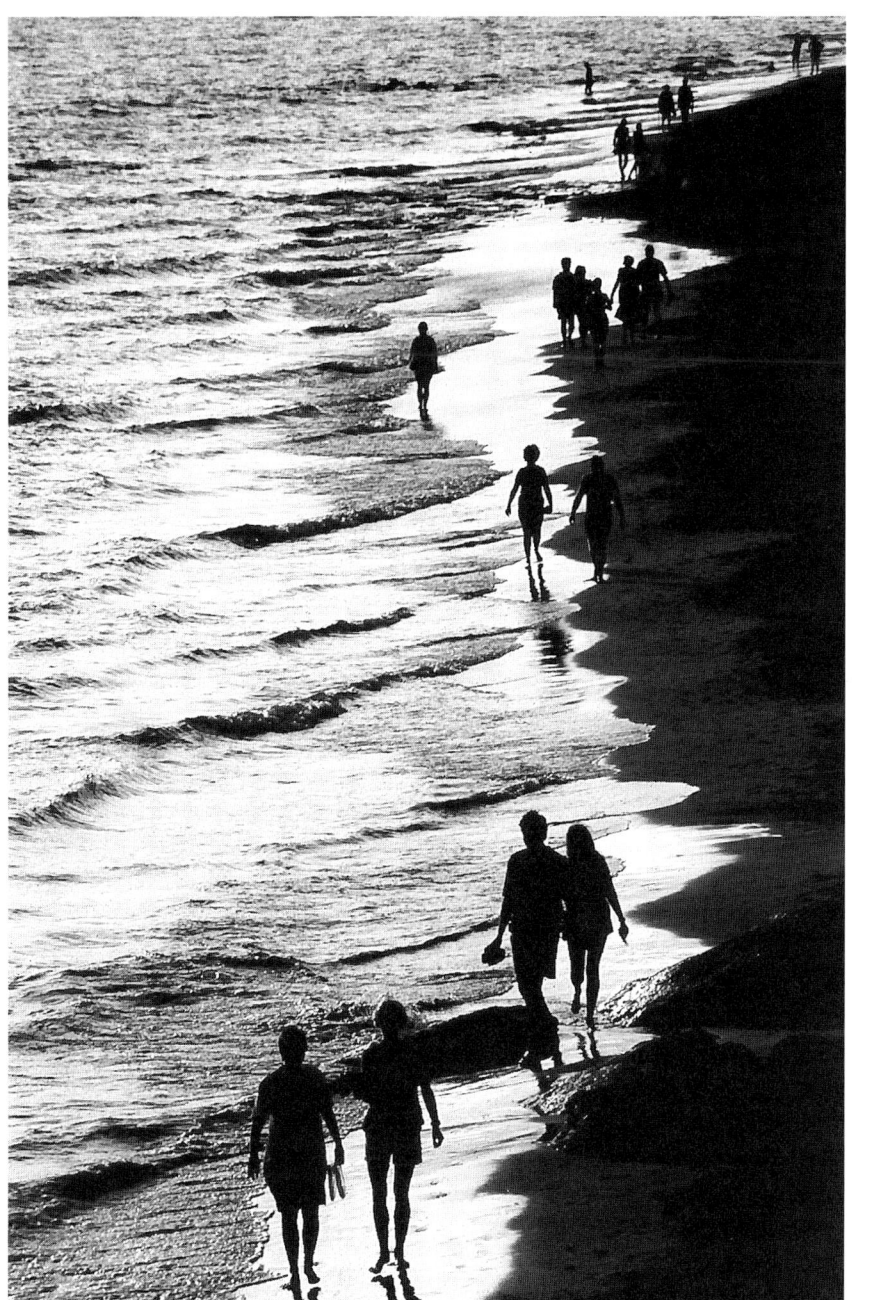

das Weibchen mehr Haare verlor als der Mann, obwohl sie sich als Sammlerin und Versorgerin der Kinder weniger bewegte und überhitzte. Weiterhin ist unklar, warum der Mensch im Verlauf der Evolution die Haare verlor, was ihn nach der Savannentheorie vor Überhitzung schützen sollte, dann Unterhautfett ausbildete, das ihn vor Kälte schützte und Schwitzen lernte, weil es ihm zu warm war. Der zweifüßige aufrechte Gang verbraucht mehr Energie, ist weniger schnell und mit Gefahren (Sturz und Verletzung) verbunden. Er führt auf Dauer zu Verschleißerscheinungen im Bereich der gesamten Wirbelsäule, der Knie und der Hüften und bringt beim Jagen keinen Vorteil, wie man am Beispiel der Gorillas sieht, die sich auf ebener Erde am schnellsten auf allen vieren fortbewegen. Und zum Werkzeuggebrauch sind auch Gorillas und Schimpansen fähig. Während des Knöchelgangs auf allen vieren können sie Gegenstände mit den Fingern halten und dabei ebenfalls schnell laufen. Der eigentliche Werkzeuggebrauch ist jedoch sehr selten mit Fortbewegung verbunden. Nur für ein Leben im Wasser bringt der zweifüßige Gang Vorteile.

Bei genauer Betrachtung der beiden Hypothesen scheint die Wassertheorie logischer zu sein. Eine Reihe den Körperbau und das Verhalten betreffende Merkmale sind einzigartig unter den an Land lebenden Säugetieren – bei den Menschenaffen kommen diese nicht vor. Noch heute reagiert der Körper des Menschen intensiv auf den Aufenthalt im Wasser. Surfer und Langstreckenschwimmer entwickeln beispielsweise sogenannte »surfers ears«, das sind Hautfalten und knöcherne Auswüchse, die den Gehörgang enger machen und so vor Wasser schützen. Diese Hautfalten sind bei vielen Säugern, die zu einem Dasein im Wasser zurückgekehrt sind, weit verbreitet.
Von allen Säugetierarten entwickelten sich im Wasser lebende »Ableger«. Die ersten Säugetiere, die vor 70 Millionen Jahren ins Meer zurückkehrten, waren Wale, Tümmler und Delphine. Sie sind Warmblüter, Luftatmer, bringen Lebendgeburten zur Welt und säugen ihre Jungen. An ihrer Wirbelsäule befinden sich zu Flossen umgewandelte Vordergliedmaße und ein rudimentärer Beckengürtel. Vor 50 Millionen Jahren suchten sich den Elefanten verwandte Lebensformen ebenfalls das Wasser wieder als ihren Lebensraum aus, nämlich die Seekuh, Manati und Dugong. Die Tatsache, dass Elefanten beobachtet wurden, die über 300 km zu küstennahen Inseln in Afrika schwammen, spricht für die These, dass sich die Vorfahren der Elefanten ebenfalls an ein Leben im Wasser angepasst haben müssen. Wie beim Menschen und den Meeressäugetieren ist auch ihr

Vaginalkanal nach vorne geneigt und somit für die aufrecht stehende, die im Wasser günstigste Begattungsform geeignet.

25 Millionen Jahre später gingen schließlich bärenähnliche Lebewesen zurück ins Wasser, die sich zu Seebären, Seelöwen und Walrössern entwickelten. Ein dem Hund ähnliches Tier entwickelte sich zu den heutigen Seehunden. Im Verlauf der Evolution – vom Festland ins Wasser – fand ein erstaunlicher Umbau der Körperformen statt. Ebenso entwickelte sich eine Reihe von neuen wassergerechten Lebensgewohnheiten (siehe Seite 18ff).

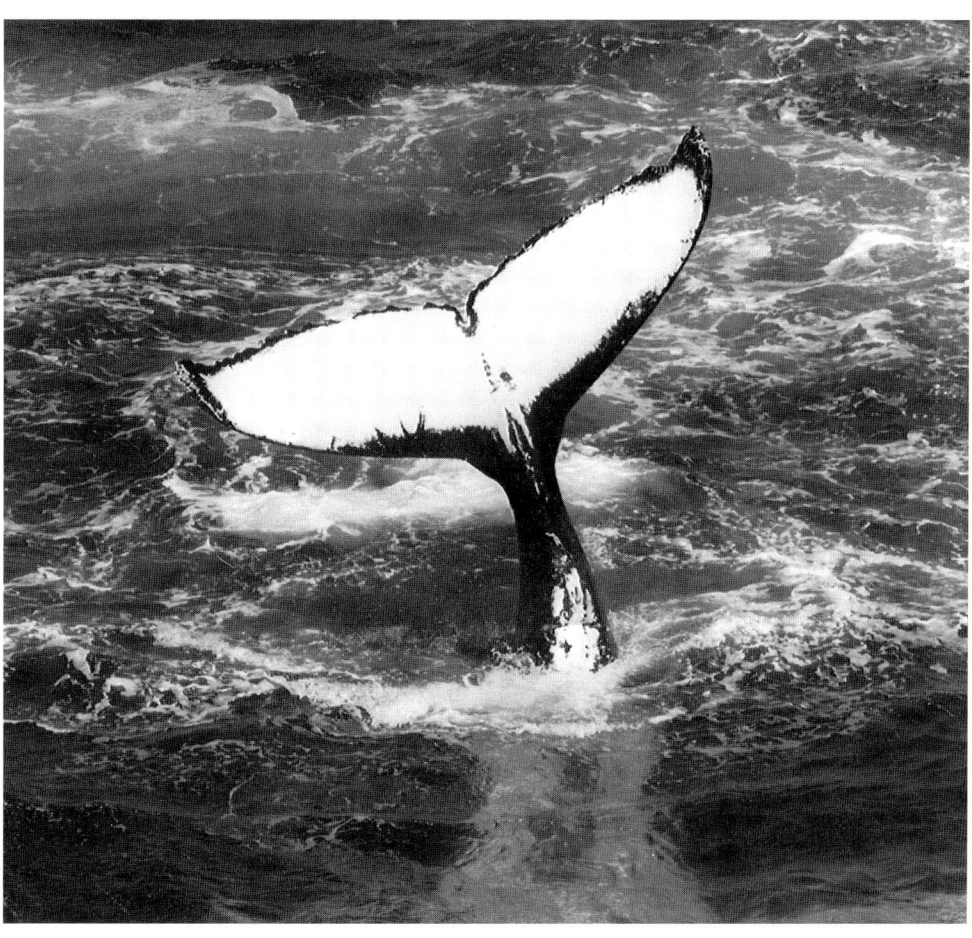

# Wasser hat Geschichte

Wenn wir uns mit dem Begriff Wasser beschäftigen, denken wir zunächst an Waschen, Körperpflege, vielleicht noch Schwimmen oder aber an Sonne, Meer, Urlaub und Abschalten. Dass man durch Wasser Heilung, sinnliche Begegnung mit anderen, Lust und wohlige Entspannung erfahren kann, ist uns vielleicht sogar aus eigener Erfahrung bekannt. Doch diese Aspekte, die das Wasser auch haben kann, sind in unserer Kultur in den Hintergrund getreten. Auch in den modernen Badelandschaften vieler Hotels, die mit Sauna, Dampfbad und Whirlpool Möglichkeiten zum Loslassen und zur Entspannung bieten, geht es meistens eher nüchtern zu.

In den Religionen hatte Wasser schon seit jeher eine besondere Bedeutung. Viele Religionen schrieben dem Wasser eine besondere Kraft zu und verwendeten es für rituelle Waschungen. Auch die christliche Taufe oder im Hinduismus das Geburtsbad im Ganges sind solche Waschungen. Wasser galt ebenso als Heil(ung)vermittelndes Getränk, wie beispielsweise der Trunk aus der Samsamquelle in Mekka, der jedem Pilger den Segen Allahs zuteil werden lässt. Vom biblischen Quellteich Bethesda sagte man, er habe Wunderheilkräfte gehabt.

Die in manchen Zen-Traditionen, aber auch in manchen religiösen Reinigungsriten des Islam und der Naturreligionen der Südsee und Südamerikas üblichen Waschungen, Bäder im Fluss oder das Duschen unter einem Wasserfall sollen neben einem äußeren Reinigungsprozess auch eine innere Reinigung erzielen.

Bereits 3000 vor unserer Zeitrechnung gab es nicht nur in den vornehmen Häusern Ägyptens bereits Baderäume, in denen heißes Wasser über den Badenden gegossen wurde, sondern auch in einfachen Wohnhäusern waren Baderäume vorhanden. Vor dem Besuch des Tempels hatte man ein Reinigungsbad zu nehmen. Herodot berichtete, dass ägyptische Priester mehrmals am Tag badeten. Leider sind nur wenige Darstellungen hiervon überliefert worden.

In der indischen Kultur gilt seit alters her, wie oben erwähnt, das Bad im heiligen Fluss Ganges als reinigend für die Seele. Man stellt sich vor, dass bei der morgendlichen Reinigung der Hindus alle Sünden abgewaschen werden. Vor dem morgendlichen Bad gelten die Menschen als unrein.

Eine in Indien gebräuchliche alte Meditationsweise bestand darin, sich an Flüsse zu setzen und das Wasser beim Fließen zu betrachten. Die heilsame Wirkung entfaltete sich, indem innere Unruhe und unruhiges Denken beruhigt und auch der Kopf klar wurde. Ebenso sollten durch Betrachten des Wassers das Augenmerk und die innere Aufmerksamkeit für den eigenen Zustand des Fließens, Loslassens und Sichhingebens geweckt werden.

Ähnliches wird erreicht, wenn man sich am Meer aufhält und die Qualitäten des Meeres bewusst erfährt. Eine buddhistische Übung, die in ähnlicher Weise auch in der daoistischen Tradition vorkommt, sieht vor, dass man sich vorstellt, man stünde unter einer reinigenden Dusche oder man würde klares Wasser und weißes Licht von oben über den Körper fließen lassen. Die Statue eines Gottes zu übergießen ist ein glückbringendes Ritual, das sowohl in der hinduistischen als auch in anderen Religionen vorkommt. Sich gegenseitig mit heiligem Wasser zu übergießen soll ebenfalls Segnung und Glück bringen.

In China waren in der Chou-Dynastie schon 1000–500 Jahre vor unserer Zeitrechnung öffentliche Bäder bekannt.

Und beim auch heute noch in Japan üblichen extrem heißen Furo-Bad sitzt die ganze Familie, nachdem man sich zuvor gewaschen hat, gemeinsam in einem Holzzuber. Die jüngsten Kinder, die das heiße Baden erstmals gleich nach der Geburt erleben, werden zuerst ins Wasser gesetzt, da sie das heiße Bad am besten vertragen.

Nach dem jüdischen Glauben wird man durch die Berührung von Toten, durch Sexualverkehr und auch die Berührung menstruierender Frauen unrein. Die Thora fordert von den Gläubigen ein rituelles Bad, genannt Mikwe, das in frischem Quellwasser oder Regenwasser vollzogen werden muss.

Die Entwicklung der griechischen Badekultur wurde von der indischen und orientalischen Badekultur beeinflusst. Obwohl es in Griechenland reichlich Strand gibt, wurde in der antiken Zeit anscheinend nicht im Meer gebadet. Neben rituellen Waschungen kannte man Kaltbäder, mit deren Hilfe sich die jungen Kämpfer abhärteten. Später entstanden dann Heißluft- und Schwitzbäder, denen eine heilende und gesundheitsfördernde Wirkung zugeschrieben wurde. Es gab eine kultische Verbindung von körperlicher und seelischer Reinheit, Gesundheit und Wohlbefinden. In der Nähe von heißen Quellen, Orten, denen mystische Verehrung entgegengebracht wurde, entstanden Tempel (Inkubation = Heilschlaf im Tempel), aber auch Einrichtungen, die zur Gesundheitsvorsorge und vor allem zur physiotherapeutischen Behandlung von Krankheiten aufgesucht wurden. Es entstanden dort auch Ärzteschulen.

Die von den Griechen entwickelte Technik der in den Boden eingelassenen Warmwasserröhren zur Erwärmung des Fußbodens führte zum Bau von Badetempeln, die die Vorläufer der römischen Thermen waren. In diesen luxuriösen Badeparadiesen luden Räume mit den verschiedensten Lufttemperaturen und Feuchtigkeitsgraden zum Verweilen und Entspannen ein. Die Quellen, aus denen die Thermen gespeist wurden, galten den Römern als heilig, da nach ihrer Vorstellung in ihnen die Nymphen lebten, die für die Entstehung des Lebens verantwortlich waren. Die religiöse Bedeutung der Thermen verlor sich jedoch später.

Die Thermen entwickelten sich mehr und mehr zu Orten des gesellschaftlichen und auch politischen Lebens. Wichtige Sitzungen und Besprechungen fanden zuweilen auch in der Therme statt. Vor allem wegen des großen Wasserverbrauchs der Thermen wurden die zahlreichen, für römische Siedlungsweise typischen Aquädukte gebaut. Anfangs traf man sich in der Therme nur getrenntgeschlechtlich, später auch gemeinsam und gab sich der erotischen Lustbarkeit hin. Mancher Chronist sieht in dieser Entwicklung den Grund für den späteren Untergang des Römischen Reiches. Römische Bäder gibt es in Nordafrika, Kleinasien und in vielen Teilen Europas. So wurde beispielsweise auch das deutsche Baden-Baden von den Römern gegründet.

Erhalten blieben die römischen Bäder und die Tradition des Badens nach dem Untergang des Weströmischen Reiches nur in den byzantinischen und arabischen Ländern. Durch die Kreuzzüge kam jedoch die Badekultur wieder zurück nach Europa und breitete sich dort aus. Der russische Zar Peter der Große ließ 1719, nachdem Gottlob Schober, ein deutscher Arzt, verschiedene Mineralquellen untersucht hatte, auf der Krim das erste moderne Heilbad eröffnen. Schon Herodot, der griechische Geschichtsschreiber, berichtet über die Badetradition kythischer Stämme. Nach dem Krimkrieg wurden übrigens erstmals auch in England griechisch-türkische Bäder gebaut, die man dem Vorbild aus Russland nachempfand.

Das getrenntgeschlechtliche islamische Bad, der Hammam, mit Bade-Dampf- und Liegeräumen, bot dem Mohammedaner die Möglichkeit, Badefreuden zu genießen, denn im Koran sind zwar rituelle Waschungen vor dem täglichen Gebet vorgeschrieben, aber das öffentliche Baden ist verboten. Für die Frauen war das Bad oftmals die einzige Möglichkeit, am gesellschaftlichen Leben außerhalb des eigenen Hauses teilzunehmen. Nach verschiedenen Bädern, Waschungen und auch Massagen wird der meist mehrere Stunden dauernde, nach

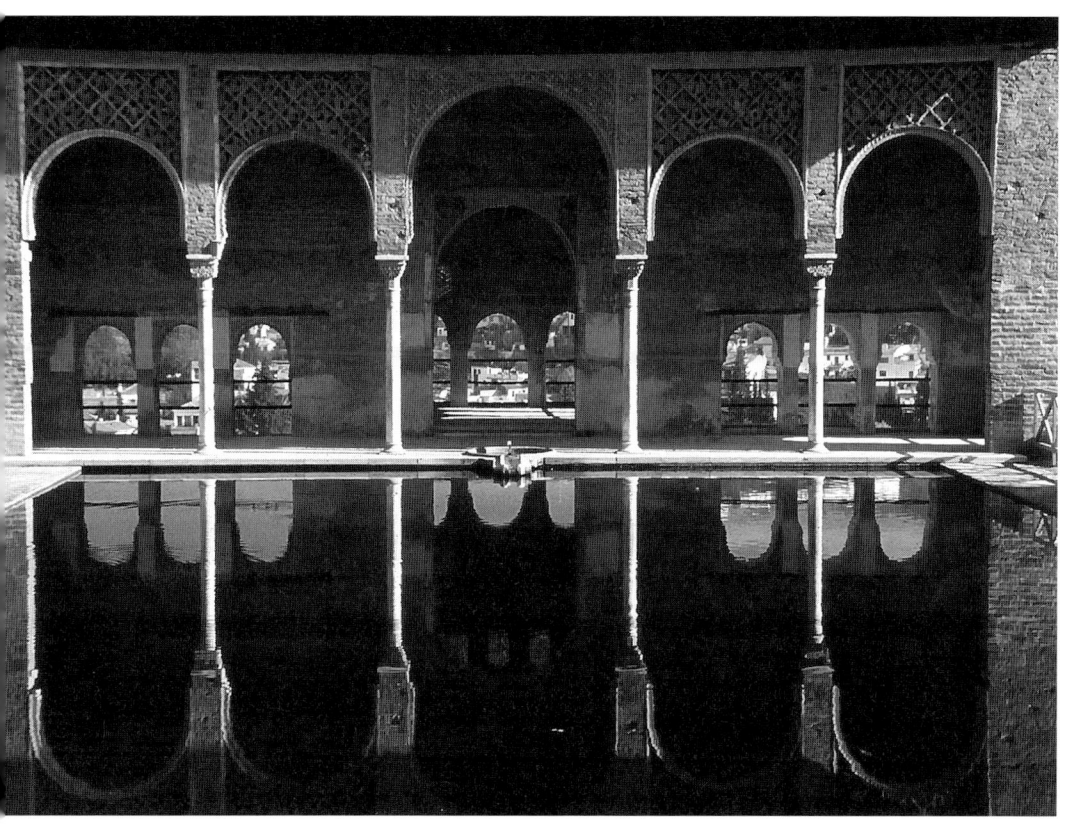

Geschlechtern getrennte Gang ins Hammam mit einer Kopfwäsche abgeschlossen. Wasser hat für den in einem Wüstengebiet entstandenen Islam einen hohen Wert und entsprechende rituelle Bedeutung.

Auch für die Mayas hatte Wasser eine entsprechende Bedeutung. Es gab etwa seit dem 8. Jahrhundert viereckige steinerne Gewölbe (Temazcalli), in denen rituelle Reinigungen und Geburten stattfanden. Die heißen Quellen Alaskas wurden von den Indianern zum Baden genutzt. Zusätzlich gab es in Nordamerika Schwitzhütten.

In der christlichen Religion stand man dem Baden und den im Wasser erlebbaren Freuden allerdings sehr bald ablehnend gegenüber. Den lustvoll-sinnlichen Aspekt der römischen Badekultur sah man wie alles Lustempfinden als ein

Hindernis auf dem Weg zu Gott an. Deshalb wurden die vorchristlichen Wasserkulte der alten Germanen von der katholischen Kirche verdrängt und an den rituellen Orten Kirchen gebaut. Wasser verwendete man lediglich zur rituellen Waschung in Form der Taufe zum Abwaschen der Erbsünde.

Die Bader, ursprünglich Heiler und Ärzte, die auch kranke Zähne behandelten oder ihren Kunden die Haare schnitten, wurden nicht nur zum Baden und Reinigen des Körpers aufgesucht. Man badete nackt und konnte im Badehaus zusammen mit den Badenmägden oder andersgeschlechtlichen Badegästen auch solchen Sinnesfreuden nachgehen, die im Christentum verboten waren. Als sich dann jedoch die ersten Seuchen Syphilis und Pest ausbreiteten, hatte man einen Vorwand, die Badehäuser zu schließen, die religiösen Eiferern ohnehin ein Dorn im Auge waren. Die Badekultur wurde nur noch im Privaten und Geheimen von einer reichen Oberschicht weiter betrieben.

Die von Hippokrates begründete Heilbehandlung durch Thermal- und Mineralwasser fand in der Medizin des Mittelalters eine Renaissance. Der in Brabant tätige flämische Arzt von Johann B. von Helmont, der englische Wasserarzt John Floyer, 1649–1714, aber auch der Gymnasiallehrer Eucharius Ferdinand Christian Oertel, 1765–1850, und Bauer Vinzenz Prießnitz, 1799–1851, führten Wasserbehandlungen durch.

Ihm folgte die Hydrotherapie des katholischen Pfarrers Sebastian Kneipp, 1821–1897, in Wörishofen, die – was den Kneippenden erstaunen mag – sanfter ist als die Wassertherapie seiner Vorgänger. Er gilt als Reformator der Abhärtung durch Wasser und der gesunden Lebensweise. Sebastian Kneipp war der vierte Sohn eines armen Leinewebers, der erst mit 23 Jahren ein Gymnasium besuchen konnte. Er lernte mit großem Fleiß und Einsatz. Aufgrund einer Tuberkulose, die er sich zugezogen hatte, wurde er immer wieder durch Fieber und Schwächezustände zurückgeworfen. Auch als er mit 27 Jahren ins Priesterseminar wechselte, war er mehrere Wochen krank.

Zufällig entdeckte er ein Buch des Wasserdoktors J.S. Hahn. Nach den Anweisungen dieses Buches begann er, sich in der Donau mit kaltem Wasser abzuhärten und wurde gesund. Nach der Priesterweihe 1852 arbeitete er in Boos bei Memmingen, wo er den einfachen Leuten auch mit praktischer Hilfe zur Seite stand. Da er den Bauern auch Wasserkuren gegen ihre Krankheiten verschrieb, kam es zu Konflikten mit den dort ansässigen Ärzten und Apothekern. Als es ihm dann während einer großen Cholera-Epidemie gelang, alle Kranken des kleinen Dorfes zu heilen, galt er weithin als der Cholera-Kaplan.

Kneipp wurde 1855 nach Wörishofen versetzt, wo er wie in Boos sowohl konkret den Bauern in der Landwirtschaft mithalf, als auch den Kranken Wasserkuren verschrieb und seine Methoden dadurch weiterentwickelte. Kneipp erkannte als einer der ersten seiner Zeit Zivilisationsschäden und ihre Auswirkung auf den Körper. Indem der Körper den naturgegebenen Reizen nicht mehr ausgesetzt ist, wird er weniger widerstandsfähig gegen Krankheiten. Kneipp verordnete dagegen Güsse, Bäder, Wickel, Diät und eine gesunde Lebensweise. Bald war er für seine Tätigkeit als Wasserpfarrer weithin bekannt und behandelte täglich bis zu fünfzig Patienten, zu denen auch hohe geistliche Würdenträger zählten. Auch den Papst durfte Kneipp während eines Besuchs in Rom behandeln. Durch seine Bücher *Meine Wasserkur* und *So sollt ihr leben* wurde er weltberühmt.

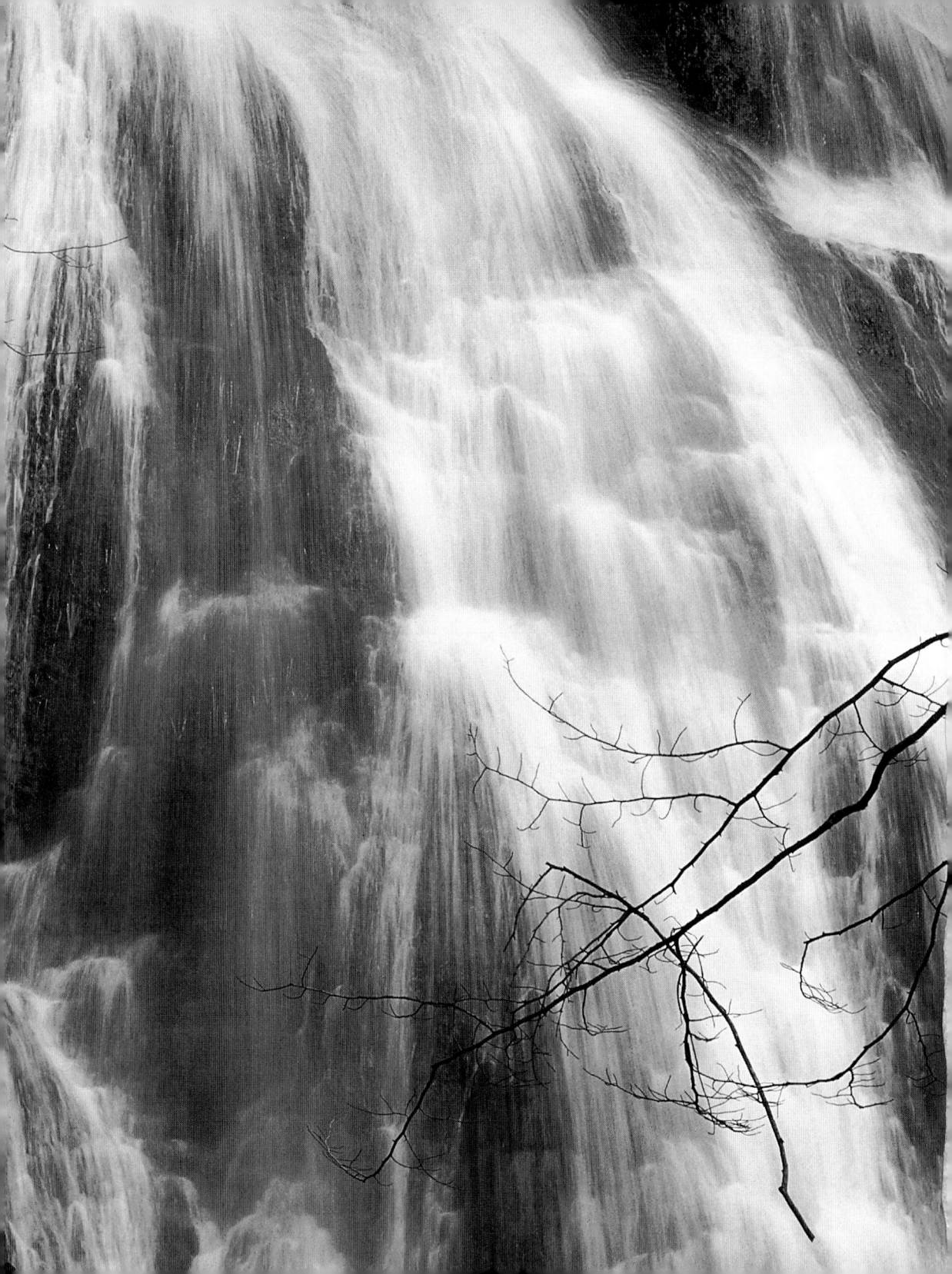

# Wie Wasser den Geist inspiriert

Der Philosoph und Naturwissenschaftler Theodor Schwenk hat in seinem Buch *Das sensible Chaos* eine Menge von interessanten Forschungsergebnissen und Fakten über das Element Wasser aus verschiedenen Bereichen der Wissenschaft über das lebensvermittelnde und lebenserhaltende Element der Erde, das Wasser, zusammengetragen. Die Geheimnisse und formschaffenden Kräfte des Wassers (siehe auch Seite 16) werden deutlich durch die Darstellung von Strömungen in einem Bachbett oder die Wirbelbildungen, die an einem Hindernis eines Flusslaufes entstehen. Er macht die Verbindung zwischen Physiologie, Medizin, Biologie, Meterologie, Geologie und sogar zum Bereich der Kunst deutlich, zeigt aber auch, welche Bedeutung das Wasser für uns selbst hat.
»Was für den Menschen ein Ziel seiner geistigen Entwicklung sein kann: Als ein großes Gleichnis finden wir es in den Qualitäten des Wassers schon vorgebildet. In den Eigenschaften des Wasserwesens schaut man immer Ziele menschlichen Strebens selbst: Verzicht auf Festgefügtes im Denken, auf Vorurteile, auf jede Unduldsamkeit gegenüber Andersartigem. Die Fähigkeit, auf alles andere eingehen zu können und es verstehen zu lernen, aus dem Wesen des anderen heraus, durch das Verbindenlernen der Gegensätze zu höherer Einheit – so gewinnt der Mensch die Selbstlosigkeit in einem lauteren, gesundenden und hellen Seelenleben. Hilft ihm das Wasser beim Eintritt in die Erdenwelt als Vermittler von Himmelskräften, so kann es ihn auch zu einer Neugeburt seines geistigen Wesens hinführen.«
»Das Wasser strebt immer nach Gleichgewicht, aber zu lebensvollem Gleichgewicht, nie zu ruhendem, in dem das Leben erlöschen müsste. Es ist überall Vermittler der Gegensätze, die sich verschärfen, wo es fehlt. So führt es Widerstrebendes oder Getrenntes zusammen und schafft dauernd Neues daraus. Erstarrte Formen löst es auf und gibt sie dem Leben zurück. – In sich selbst bleibt das Wasser chemisch neutral, verbindet sich doch mit anderen, wenn sich das Feste dem Leben zu sehr widersetzt. Das Wasser will nichts für sich selbst, es gibt sich allem hin und fragt nie nach der Gestalt, in die es sich verwandeln muss, wenn es von einer Pflanze, einem Tier oder einem Menschen gebraucht wird. Es ›verzichtet‹ überall und tritt nach vermittelnder Tätigkeit wieder zurück, um für neues Schaffen und Vermitteln bereit zu sein.«

Auch aus anderen geistesgeschichtlichen Quellen können wir über das Wasser lernen:
»Die Tauf im Wasser mied er nicht, der Adam lieh sein Angesicht. Vom Wasser kommt der Baumsaft, Befruchten gibt das Wasser Kraft aller Kreatur der Welt, vom Wasser wird das Aug' erhellt, Wasser gibt mancher Seele Schein, das kein Engel lichter möchte sein.« (Wolfram von Eschenbach, Parzival XVI, 817)

»Des Menschen Seele gleicht dem Wasser.« (Johann Wolfgang von Goethe, aus: Gesang der Geister über dem Wasser)

»Das Wasser ist das Element des selbstlosen Gegensatzes, das passive Sein-für-Anderes, ... das Wasser hat somit Dasein als Sein-für-Anderes ... Seine Determination ist, das noch nicht Besondere zu sein; ... und darum ist es früh › die Mutter alles Besonderen‹ genannt worden.« (Hegel, Naturphilosophie, 2. Teil)

In der chinesischen Energielehre findet eine Zuordnung des Wassers zu den Organen und den Bereichen Blase und Niere statt. Störungen in diesen Bereichen korrespondieren der Unfähigkeit zum Loslassen und der gestörten Empfindung von Lust und Ekstase. Angst und Unsicherheit herrschen bei solchen Störungen vor.

# Wo Neugeborene in ihrem Element sind

Regelmäßige Wassererfahrung fördert die geistige Entwicklung von Neugeborenen: Während der neun Monate der Schwangerschaft schweben wir, vereint mit der Mutter, schwerelos im Fruchtwasser. Der Aufenthalt im »uterinen Klanguniversum«, wie es der französische Arzt Dr. Alfred Tomatis nennt, ist für unsere körperliche und psychische Entwicklung sehr wichtig. Das erste funktionierende Organ, unser Ohr, hat sich bereits nach etwa vier Monaten voll ausgebildet. Eine Vielzahl von Sinnesreizen, die das Gehirn zu seiner Entwicklung braucht, bekommt es zunächst nur vom Ohr gesendet. Besonders die Stimulation durch die hohen Frequenzen in der Stimme der Mutter und anderen Umgebungsgeräuschen sind von entscheidender Bedeutung. Im späteren Leben auftretende Sprach-, Lern- und Kommunikationsstörungen sowie fehlerhafte Körperhaltung und motorische Koordination, Neurosen, Ängste und Erschöpfungszustände haben nach den Erkenntnissen von Tomatis auch mit einer Hörstörung im Bereich der hohen Frequenzen zu tun. Die Tomatis-Methode bietet diese Frequenzen über Kopfhörer dem Patienten an und kann über eine Verbesserung der »Horchfähigkeit« zur Heilung dieser Störungen führen. Auch bei den Wassertherapien sind es diese Frequenzen, die durch das am Körper vorbeiströmende Wasser erzeugt oder von außen kommend aus den Umgebungsgeräuschen herausgefiltert werden und ein Gegengewicht zu der alltäglichen Reizüberflutung, vor allem zu tieffrequenten Geräuschen aus unserem Umfeld bilden.

Nach dem Zweiten Weltkrieg, zu Zeiten des Eisernen Vorhangs, führten Wissenschaftler in der damaligen Sowjetunion Forschungen an Neugeborenen durch. Ähnlich wie die bei uns bekannt gewordenen »Wasserbabys« wurden diese Kinder auch nach der Geburt regelmäßig in warmem Wasser gebadet und führten unter Aufsicht der Wissenschaftler unwillkürlich Schwimmbewegungen im Wasser aus, sobald man sie losließ. Diese regelmäßige Rückkehr in die vertraute Sphäre der Schwerelosigkeit und der vor langer Zeit gehörten Klänge führte bei diesen Kindern zur Entwicklung einer überdurchschnittlichen Intelligenz, einer verbesserten Kreativität und besonders zur Fähigkeit flexiblen Denkens.

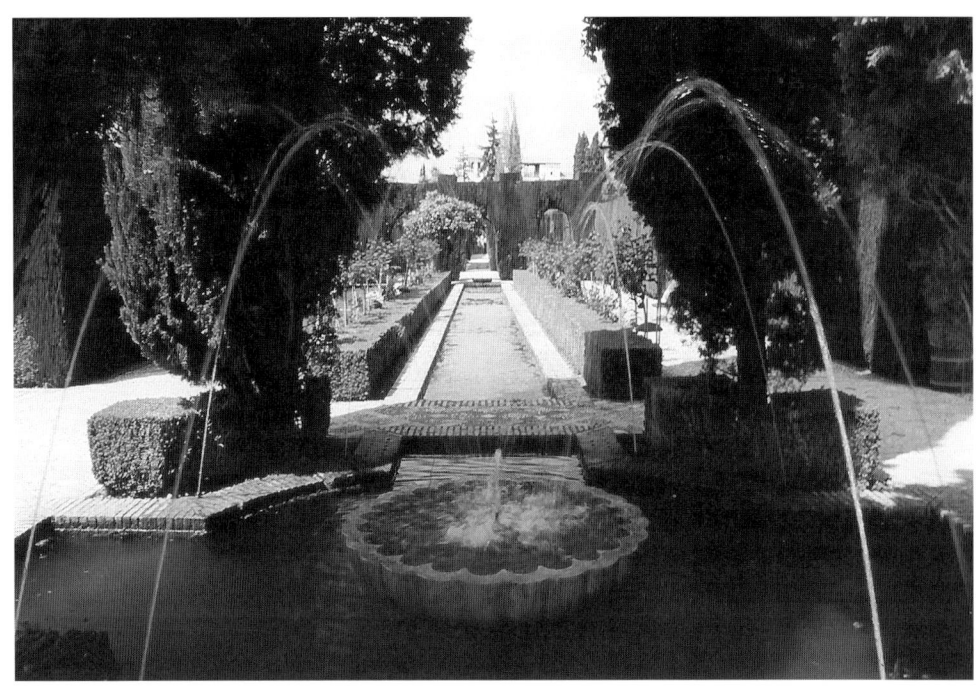

# Vom Kult zur Nutzung – und was nun?

Das Verhältnis vom Menschen zum Wasser hat in den letzten Jahrhunderten eine vollkommene Wandlung erfahren.
In alten Zeiten wurde das Element Wasser geradezu kultisch verehrt. Die Menschen erlebten es von göttlichen und übernatürlichen Wesen erfüllt und beseelt. So galten beispielsweise bei den Kelten viele Seen und Brunnen als heilige Stätten mit magischen Kräften, die in Verbindung zu einer anderen Welt und den Göttern standen. Wassergottheiten waren Ausgangspunkt vieler Mythologien.

Zu Zeiten der großen griechischen Philosophen und Naturwissenschaftler Thales und Aristoteles (625–420 v.Chr.) begann sich die Beziehung des Menschen zum Wasser zu verändern. Eine rein mythische Betrachtungsweise wich dem Logos, der Vernunft, dieses Element stofflich zu erforschen. In den folgenden Jahrhunderten haben wir dann, mit mehr oder weniger Erfolg, versucht, das Wasser zu zähmen. Heute dient es uns vor allem als Stoff und Energieträger, zum Beispiel in Zentralheizungen und als Kühlmittel im Motor vieler Autos, aber auch als Lösungsmittel zum Waschen und Reinigen oder als Verdünnungsmittel, beispielsweise für Gifte, Säuren und Laugen.

*Brunnen*

*Ganz verschollen ist die alte,*
*holde Brunnenpoesie,*
*da aus Tritons Muschelspalte*
*eine klare Quelle lallte,*
*die den Gassen Sprache lieh.*

*Abends bei dem Röhrenkasten*
*sammelte sich Paar um Paar,*
*weil der Quelle lieblich Glasten*
*und ihr Laut der tiefgefaßen*
*Neigung süßes Omen war.*

*Aber als durch Menschenmühn dann*
*Wasser treppenaufwärts stieg*
*und kein Paar kam: Misogyn dann*
*ward der Gott; es schlich sich Grünspan*
*in die Muschel, – und er schwieg.*

*(Rainer Maria Rilke)*

Je mehr der Mensch die Fähigkeit gewann, Wasser als physischen Stoff zu erkennen und technisch zu nutzen, desto mehr verlor er sein Wissen vom »Geist« und der »Seele« jenes Elements. Dieser Prozess ging einher mit einem allgemeinen gesellschaftlichen Wertewandel und zeugt davon, dass unser Denken allein auf das technisch machbare, nützliche und wirtschaftlich Lohnende gerichtet ist. So wurden einerseits durch Wasserableitung Moore ausgetrocknet, andererseits Wüstenlandschaften bewässert, Fluss- und Bachläufe begradigt oder deren Ufer befestigt und die Landschaft mit Straßen und Gebäuden versiegelt. Diese und zusätzliche Eingriffe in die Natur haben die Lebensfunktion unseres Ökosystems zum Teil empfindlich getroffen. Sie führten unter anderem zu Unwetter, Überschwemmungs- und Dürrekatastrophen. In manchen Landstrichen, wie beispielsweise im Süden der USA, sind viele der bewässerten und mit Nutzpflanzen kultivierten Böden heute bereits versalzen und für die Landwirtschaft unbrauchbar geworden. Durch den Bau eines direkten Verbindungsweges vom Atlantik zu den kanadischen Seen wurden Parasiten aus dem Schwarzen Meer eingeschleppt, die in den kanadischen Seen zu großem Fischsterben geführt haben. Technisch heutzutage leicht durchführbare Veränderungen können auf diese Weise zu gravierenden, vorher nicht absehbaren Schäden führen.

Doch in dem Maße, in dem die Menschen entdecken, dass die lebendigen Kreisläufe der Natur nicht ohne schwerwiegende Folgen gestört werden dürfen, werden sich viele von ihnen auch wieder ihrer eigenen Quellen und der zurückliegenden Traditionen bewusst.

Im Rahmen einer Wassertherapie können die Patienten auch auf ihrer »Reise nach innen« das in Vergessenheit geratene Wesen des Wassers wiederentdecken und somit zu ihrem Ursprung – als Embryo und »Wasserwesen« – zurückkehren. Viele Psychotherapeuten arbeiten mit Vorliebe im Wasser, da dieses Element alle Anforderungen, die für eine Entspannung gewünscht werden, erfüllt.

# Was das Wasser auch sein kann

Doch nicht nur der Therapeut nutzt die Eigenschaften des Wassers für seine Arbeit. Entspanntes Schwimmen dient vielen Menschen als Ausgleich für den stressigen Alltag. Vielfältige Wassersportarten erlauben einen Zugang zu intensiven sinnlich ekstatischen Erfahrungen mit dem Wasser. Hierbei geht es vor allem um körperliche Aktivität, Beherrschung und Kontrolle des Elements, aber immer wieder auch um Hingabe, Loslassen und Sichentspannen.

Beim Duschen und Baden erleben wir ebenfalls Entspannungsprozesse. Wer kennt nicht jenes erholsame Erlebnis, nach einem anstrengenden Tag ein warmes Bad zu nehmen, den Gedanken dabei freien Lauf zu lassen und fern aller alltäglichen Außenreize sich einmal nur auf sich selbst zu konzentrieren? (Siehe auch Seite 115ff.)

Der Aufenthalt im Wasser fördert die Wahrnehmung der »Innenwelt«. Dieses Nach-innen-Hören ist eine erste Voraussetzung für Selbsterfahrungsprozesse, die einen Schwerpunkt der psychotherapeutischen Arbeit bilden. Auch bei den Körpertherapien im Wasser kommt es darauf an, loszulassen, sich hinzugeben, dem Wasser zu überlassen und sich von ihm tragen zu lassen. Wasser ist das Element des Gefühls. Es kann den Prozess des Loslassens und Entspannens unterstützen. In der Körpertherapie nutzen wir die Eigenschaften des Wassers als Vermittler entspannender nährender Erfahrungen.

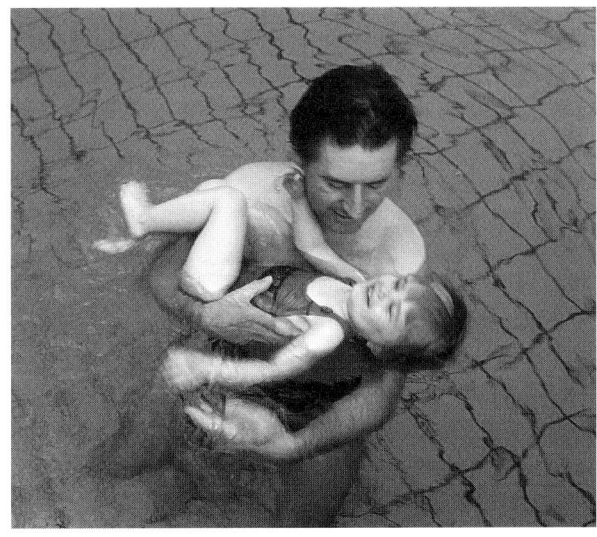

In diesem Medium der Hingabe und des Loslassens können wir intensives Wohlergehen und Glücksmomente, die uns allen aus dem Mutterleib noch vertraut sind, erneut erleben. Über den Zustand des Ganz-bei-sich-selbst-Seins hinaus entwickeln sich Erlebnisse, die wir möglicherweise aus unserer Vorgeburtszeit kennen. Wir bekommen Zugang zu unserem kollektiven Unbewussten und zu transpersonalen Erfahrungen. »Die Umgebungsströmung wird zu unserer eigenen, inneren Strömung, zu unserem eigenen, inneren Zustand.« (Jutta Petter, Körperpsychotherapeutin in Freiburg)

Therapeutische Verarbeitungsprozesse werden in einem solchen inneren Erlebnisraum erleichtert. Die IPEG-Methode zur Entspannung und Körpertherapie im Wasser (siehe auch Seite 51ff.) sowie andere Wassertherapien und Entspannungsmethoden nutzen diese Zustände, die wir aufgrund unserer menschlichen Natur immer dann erreichen, wenn wir uns im Wasser aufhalten.

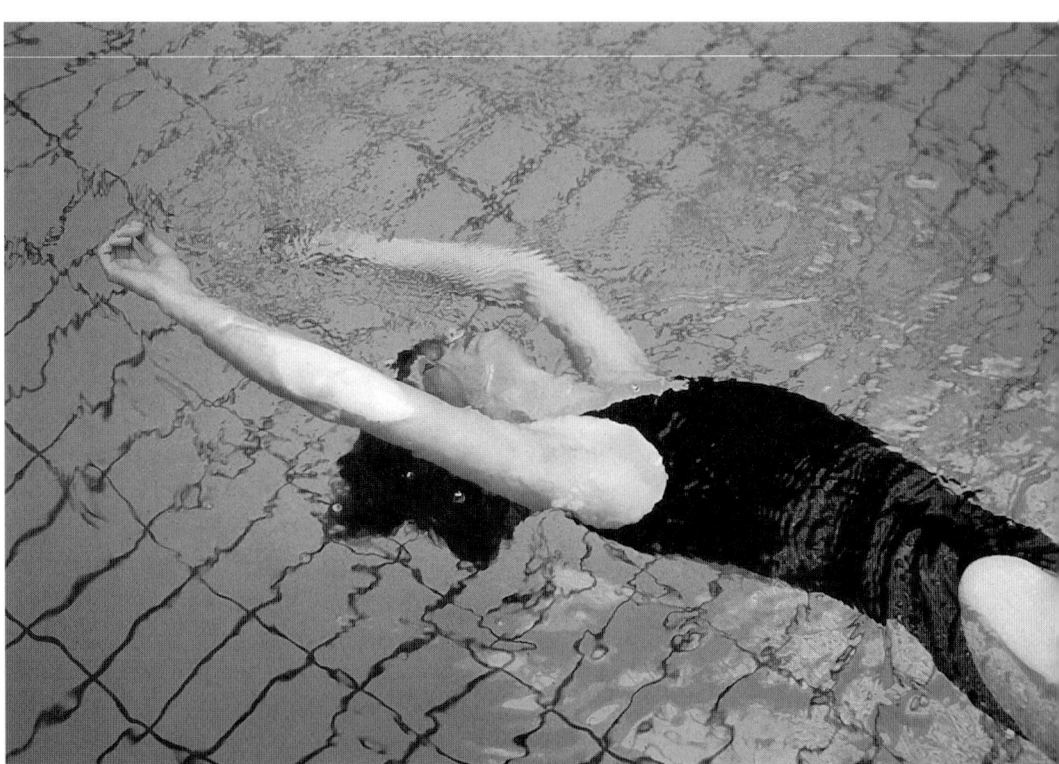

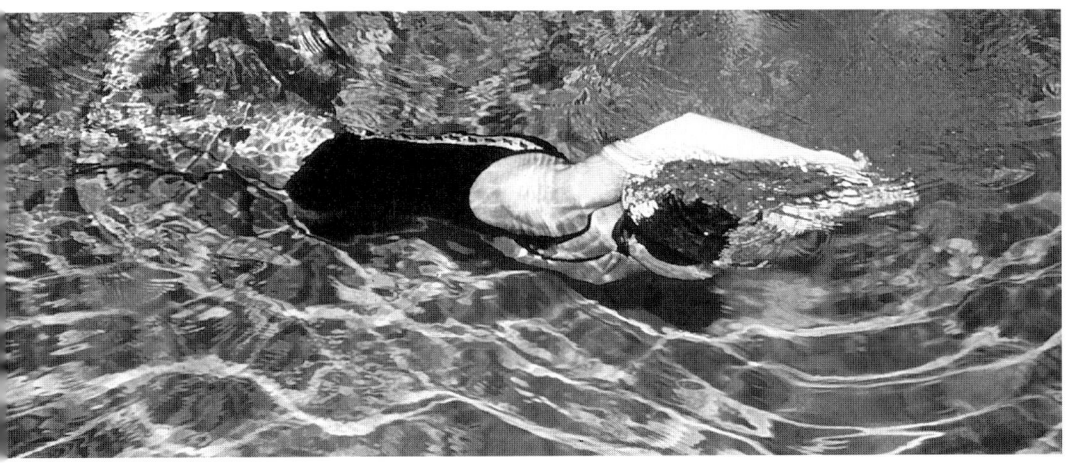

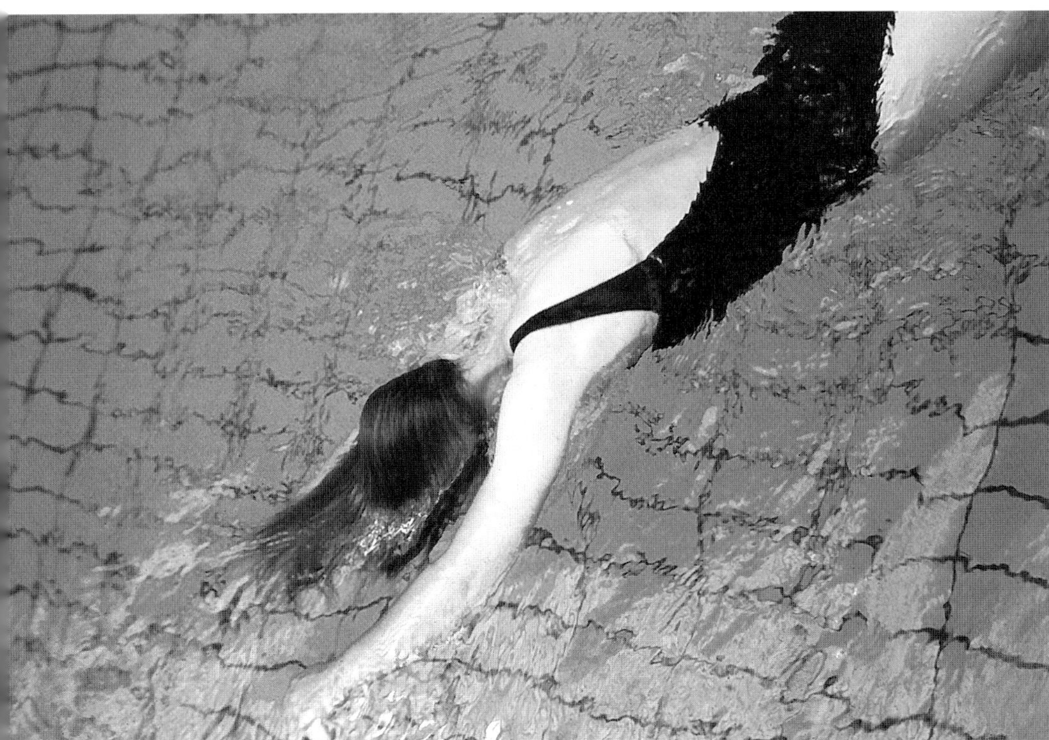

# Wasser als Therapie

## Grenzen der Medikamenten-Medizin, »rein« traditioneller Entspannungsverfahren und der Mono-Therapien

Im Bereich von Technik, Wissenschaft und Wirtschaft gab es in den vergangenen Jahrhunderten bahnbrechende Entwicklungen – oftmals, wie bereits beschrieben, auf Kosten von Mensch und Umwelt. Dagegen ist die Fähigkeit, mit Konflikten umzugehen, sei es in Partnerschaft, Familie oder Gesellschaft, ebenso unterentwickelt geblieben wie die Kunst, miteinander glücklich zu leben oder ganz bei sich selbst zu sein.
Demzufolge hat in den letzten Jahrzehnten die Anzahl psychischer Störungen, insbesondere ausgelöst durch Stress und den daraus folgenden psychosomatischen Erkrankungen stark zugenommen. Gleichzeitig wächst in der Bevölkerung das Bewusstsein dafür, dass viele körperlichen Beschwerden zum Teil auch psychische Ursachen haben können. In der Medizin sind neue Begriffe für diese Stress- und Erschöpfungskrankheiten entstanden, wie zum Beispiel der inzwischen gebräuchliche Begriff des Burnout-Syndroms oder das in Japan beschriebene Karoshi-Syndrom als Beschreibung für den stressbedingten völligen Zusammenbruch, der zum plötzlichen Tod führt.
Die moderne klinische Medizin hat großartige Leistungen bei der Heilung von Krankheiten vollbracht, in bestimmten Bereichen sind wir aber noch nicht sehr weit fortgeschritten.
Zur Verhütung von Zivilisationskrankheiten beispielsweise sind auch in der neuesten medizinischen Literatur als Risikoprävention immer noch fast ausschließlich medikamentöse Verordnungen erwähnt. Neben Medikamenten, die den unter Stress erhöhten Blutdruck und die erhöhte Herzschlagfrequenz senken (u.a. Betablocker) oder eine innere und äußere Anspannung mildern (u.a. Benzodiazepine), werden Lipidsenker verschiedenster Art empfohlen und mit großem finanziellem Aufwand beforscht. Wissenschaftliche Untersuchungen aus

den letzten 20 Jahren hierzu zeigen jedoch, dass allenfalls eine geringe Senkung, zum Beispiel der Herzinfarktraten, durch Medikamentengabe zu erreichen ist. Auch die Behandlung von funktionellen Störungen, wie sie beispielsweise bei beginnenden Stresszuständen auftreten können, besteht vor allem in Therapieversuchen mit Betablockern, Benzodiazepinen (Beruhigungsmittel), niederpotenten Neuroleptika (Antipsychosemittel) oder Antidepressiva. In der Regel scheitern diese Versuche kläglich.

In diesen Situationen erscheint eine Psychotherapie oder gar eine Psychoanalyse zu hochgegriffen oder mindestens mittelfristig nicht erfolgversprechend. Um den Patienten irgendwie zu versorgen, wird dann häufig ein Entspannungsverfahren wie das Autogene Training empfohlen.

Viele Effektivitätsstudien zu Autogenem Training und anderen traditionellen Entspannungsverfahren kommen zu dem Ergebnis, dass solche Methoden, für sich allein angewendet, nur wenig wirksam sind. Ich führte eine eigene unsystematische Befragung mit 76 Ärzten durch. Diese versprachen sich nur bei 14,8 Prozent ihrer Patienten, denen das Erlernen von Entspannungsverfahren nahegelegt wurde, wesentliche Effekte von der Teilnahme an einer entsprechenden Übungsgruppe.

Entspannungskurse gelten also in der Form, wie sie heute üblicherweise innerhalb unseres Gesundheitswesens verordnet werden, auch bei den behandelnden Ärzten als wenig effizient.

In meinem Klinikalltag bin ich vielen Patienten begegnet, die an Kursen zum Autogenen Training teilnahmen und mir anschließend berichteten, sie hätten nach großen Anfangsschwierigkeiten mit dem Verfahren schließlich das Üben aufgegeben und dann nach einigen Sitzungen nicht mehr an der Gruppe teilgenommen. In einer noch unveröffentlichten Untersuchung über die Abbruchhäufigkeit bei von Krankenkassen geförderten Volkshochschulgruppen zum klassischen Autogenen Training stellten wir fest, dass bis zu 50 Prozent der Teilnehmer dem Kurs nach einigen Sitzungen fernblieben, und das, obwohl die Teilnahmegebühr bei Abbruch von der Krankenkasse nicht erstattet wurde. Kurse, in denen zusätzliche Entspannungsverfahren vorgestellt und moderne Varianten des Autogenen Trainings durchgeführt wurden, kamen jedoch auf eine Abbruchquote von nur etwa 14 Prozent.

Eine der typischen Rückmeldungen während einer Autogenen-Trainings-Stunde lautete: »Was soll das ganze Theater, nur dadurch, dass Sie das sagen, dass der Arm schwer wird, wird der Arm doch nicht anders. Wie soll das denn dazu führen, dass ich mich entspanne?« (Herr W., 54 Jahre, leitender Angestellter eines multinationalen Konzerns.) So wie er reagieren viele Patienten traditionellen Entspannungsverfahren gegenüber eher skeptisch, manche sogar ängstlich, weil sie etwas Geheimnisvolles oder Seltsames erwarten.

Der Internist und Krankheitsvorsorgeforscher Prof. Ernst Otto Krasemann und andere Wissenschaftler haben im Rahmen ihrer Studien festgestellt, dass trotz vieler intensiver Bemühungen die bisherigen Maßnahmen zur Vorbeugung und Verhütung von Zivilisationserkrankungen durch Medikamente, traditionelle Entspannungskurse und verhaltensmedizinische Verfahren auf der Basis von Vorträgen sowie persönlichen aufklärenden und motivierenden Gesprächen zwischen Arzt und Patient nicht ausreichend sind.

Im Bereich der psychischen Störungen und Erkrankungen gibt es bis heute keine breitangelegte Strategie zur Krankheitsprävention, die mit den Maßnahmen zur Bekämpfung von Zivilisationskrankheiten zu vergleichen ist. Es wäre sicherlich segensreich, wenn Entspannungs- und Stressbewältigungsverfahren sowie einfache Konfliktbewältigungsstrategien bereits in einer frühen Lebensphase vermittelt würden. Leider ist es aber immer noch die Ausnahme, dass Schul- und Kindergartenkinder spielerisch Entspannungsverfahren kennen, geschweige denn sie für den eigenen Alltag anwenden lernen.

# Körperpsychotherapie

Körperlich wirkende Entspannungsmethoden und Psychotherapieformen, die den Menschen ganzheitlich, das heißt als Zusammenspiel von Körper, Geist und Seele betrachten – zu ihnen zählen auch die Wassertherapien –, werden in unserem Medizinsystem und in der Forschung immer noch stiefmütterlich behandelt und von vielen Wissenschaftlern sowie Institutionen des Gesundheitswesens eher gering geachtet.

Leidet ein Mensch plötzlich unter heftigen psychischen Störungen und benötigt dringend Hilfe durch eine Psychotherapie, so bezahlen die Krankenkassen bisher nur solche Therapieformen, die keinerlei körperpsychotherapeutisches Vorgehen beinhalten, und das trotz zum Teil spektakulärer Erfolge mit diesen Methoden.

Auch renommierte Therapeuten, wie der Gesprächspsychotherapeut Reinhard Tausch, plädieren heutzutage dafür, den Körper stärker mit in die Therapie einzubeziehen und therapeutische Verfahren so miteinander zu kombinieren, wie es für den Klienten mit seinen individuellen Problemen, Verspannungen, Ängsten, Schlafstörungen etc. hilfreich ist. Die Anwendung von Mono-Therapien, das heißt beispielsweise reine Verhaltens- oder Gesprächstherapien, sieht Tausch eher als einen »Kunstfehler« an.
Neben dem ganzheitlichen Ansatz ist außerdem zu berücksichtigen, dass viele psychische Traumata und damit verbundene psychische Schäden bereits vor der Sprachentwicklung zustande kommen und es deshalb naheliegend ist, sogenannte Frühstörungen, besonders aus dieser vorsprachlichen Phase, nicht ausschließlich mit sprachlichen Therapiemethoden anzugehen. Verfahren der Körperpsychotherapie, wie beispielsweise die Wassertherapien, bei denen das nichtsprachliche Verarbeiten möglich ist, die aber auch Entspannung, die Möglichkeit zur Reflexion und mentalen Verarbeitung beinhalten, sind hier besonders erfolgversprechend.
Die körperliche Nähe zum Therapeuten soll dabei Sicherheit und Geborgenheit vermitteln und es ermöglichen, dass Gefühle aus einer vergangenen Lebensphase, wie beispielsweise Ängste und seelischer Schmerz, aber auch bisher verborgene innere Kräfte und Energien in ihrer ursprünglichen Dynamik wiederbelebt werden. Frühkindliche Störungen können durch Erleben bzw. Erfahren neuer Qualitäten eines menschlichen Kontakts – zum Therapeuten oder zu den Teilnehmern einer Therapiegruppe – eine Auflösung finden.
Folgende zwei Beispiele zeigen auf, wie mit Hilfe der Körperpsychotherapie im Wasser Frühstörungen erfolgreich behandelt werden konnten.

*Carmen F., eine in Spanien geborene 32-jährige Fremdsprachensekretärin, war nach einem Suizidversuch zu mir in die Klinik gekommen. Carmen F. wuchs ohne ihren leiblichen Vater auf. Als die Patientin noch nicht ganz zwei Jahre alt war, gestattete ihr Stiefvater einem Freund, dessen sexuelle Vorlieben für kleine Mädchen bekannt waren, mehrere Stunden mit Carmen allein zu sein und sich »eine schöne Zeit mit ihr zu bereiten«. Frau F. konnte sich während ihrer Kindheit nicht mehr an dieses Erlebnis erinnern, fühlte sich jedoch immer fremd in ihrer Familie. Auch gegenüber anderen Kindern erlebte sie sich stets als andersartig.*

*Als sie dann im Alter von 18 Jahren von einem Hauslehrer vergewaltigt wurde, kam ihr auch das Erlebnis im Kleinkindalter wieder in Erinnerung. Carmen F. wollte die unglaubliche Schande, die man ihr angetan hatte, verbergen. Sie verband eine Wunde am Arm und ertrug die körperlichen Schmerzen und die Qualen, die ihrer Seele zugefügt worden waren, ohne es sich anmerken zu lassen. Es gab niemanden, mit dem sie sich aussprechen konnte. Als Frau F. dann bemerkte, dass sie schwanger geworden war, vertraute sie sich unter Tränen und mit einem ungeheuer großen Schamgefühl ihrer Mutter an. Dieser ging es jedoch vor allem um die Wahrung von Ehre und Ansehen der Familie. Für eine Abtreibung war es bereits zu spät. Der Hauslehrer, der in einfachen Verhältnissen lebte, wurde unter Androhung von juristischen Konsequenzen dazu erpresst und mit Geldmitteln gewogen gemacht, die Patientin zu heiraten. Frau F. wurde gar nicht erst gefragt.*

*Nach der Heirat lebte Carmen F. mehrere Jahre mit dem Mann, der sie vergewaltigt hatte, und ihrer Tochter zusammen. Sie verweigerte sich ihm jedoch als Frau, denn sie verspürte große Abscheu vor ihm. Nachdem sie immer wieder von ihrem Mann geschlagen worden war und er sich anderen Frauen und dem Alkohol zugewandt hatte, verließ Carmen F. eines Nachts zusammen mit ihrer inzwischen dreijährigen Tochter die gemeinsame Wohnung und versteckte sich vor ihm und der Familie bei ihrer Großmutter in einem kleinen Küstenort in der Bretagne. Dort lernte sie später ihren jetzigen Mann kennen. Trotz der Liebe und Zuneigung dieses Mannes konnte Frau F. das Gefühl, minderwertig oder innerlich geschädigt zu sein, nie ganz loswerden. Sie suchte Anerkennung und Bestätigung im beruflichen Erfolg und fand diese als Chefsekretärin eines großen Konzerns. In dieser Position wurden ihr aber auch viele sehr persönliche Komplimente gemacht bis hin zu Heiratsanträgen, die sie von Geschäftspartnern ihres Chefs erhielt. All dies erhöhte jedoch nicht ihr Selbstwertgefühl, sondern führte nur dazu, dass ihr Mann eifersüchtig wurde, was das Familienleben zunehmend belastete. Immer häufiger kam es zum Streit, den schließlich Herr F. durch einen Anruf sogar in ihre Firma hineintrug. Frau F. wurde daraufhin versetzt. Für sie brach eine Welt zusammen. Ihr Selbstbild von einer schwachen, hilflosen und unattraktiven Frau wurde hiermit bestätigt. Sie war schließlich so behandelt worden, wie sie es insgeheim schon lange befürchtet und aus der Sicht ihrer eigenen Selbsteinschätzung eigentlich verdient hatte. Nach einer weiteren heftigen Auseinandersetzung mit ihrem Mann versuchte sie, sich mit Tabletten das Leben zu nehmen.*

*Im Verlauf der Gruppen- und Einzelsitzungen mit psychotherapeutischen Gesprächen und Wassertherapie entdeckte Frau F., dass vor allem sie selbst es war, die sich die eigene Wertschätzung und Anerkennung versagte und sich innerlich nicht zur Ruhe kommen ließ. Sie glaubte, indem ihr solch Schlimmes angetan worden war, habe sie sich tiefe Schuld aufgeladen und sei dadurch nicht mehr liebenswert. Frau F. erntete viel Anteilnahme und positive Zuwendung innerhalb der Gruppe und konnte sie schließlich auch annehmen. Solche Erlebnisse waren für Carmen F. völlig neu.*
*Bei der Arbeit im warmen Wasser war Frau F. erstmals fähig, sich mit den gravierenden Erlebnissen aus ihrer Vergangenheit auseinanderzusetzen. In der Geborgenheit und Vertrautheit, die ihr das Wasser vermittelte, zusätzlich geschützt durch den Therapeuten, wurde ihr bewusst, dass die traumatischen Ereignisse zwar stattgefunden hatten, aber jetzt vorbei waren. Sie begegnete im sicheren Rahmen der Therapie tiefen Ängsten, Schuldgefühlen über das, was ihr zugestoßen war, und den daraus resultierenden massiven Selbstwertzweifeln.*
*Im Laufe des Therapieprozesses entdeckte sie etwas in sich, das sie als ihren Wesenskern bezeichnete. Die Patientin erlebte sich nochmals als den unbefangenen, offenen Menschen, der sie einmal war und der sie vom Wesen her auch nach den traumatischen Ereignissen geblieben war.*
*Sie entdeckte im Verlauf der Wassertherapie eine »nie versiegende Quelle starker innerer Kräfte« und erlebte Glücksmomente, wie sie sie bisher nicht kannte. Nachdem Carmen F. die Klinik verlassen hatte, begann sich ihr Leben zu verändern. Heute unterstützt sie andere Menschen bei der Bewältigung ihrer Probleme.*

*Auch Gregor T., ein erfolgreicher jüdischer Geschäftsmann, Mitte Vierzig, war in seiner frühen Kindheit durch traumatische Erlebnisse hindurchgegangen, die ihn innerlich erschüttert und emotional geschädigt haben. Er war infolge dieser Erlebnisse misstrauisch, pessimistisch und menschenverachtend geworden.*
*Mit Hilfe der Wassertherapie konnte er sich seinen inneren Verletzungen stellen, daran arbeiten, sich selbst und seine inneren Haltungen verändern und sein Leben wandeln.*
*Gregor T. wurde als zweijähriger Junge von seinen Eltern getrennt, nachdem man die Familie in einem Viehwaggon in ein Konzentrationslager transportiert hatte. Das Letzte, an was sich Gregor T. heute erinnern kann, sind die Gefühle seiner Mutter, die vor Angst bebte, ihn an sich gepresst hielt, wie sie aufschrie*

Um ein frühkindliches Trauma und die daraus resultierenden psychischen Störungen abzubauen, ist es jedoch notwendig, dass sich der Betroffene zunächst noch einmal mit dem schmerzlichen seelischen Schock seiner Kindheit konfrontiert und erkennt, welche Auswirkungen dieses Ereignis auf sein heutiges Leben hat. Beim anschließenden Durcharbeiten des Traumas befreit er sich im Laufe der Therapie von Ängsten und innerem Unbehagen und lernt, sich wieder neu und positiv dem Leben zuzuwenden.

Dieser Verarbeitungsprozess ist allerdings nur möglich, wenn der Therapeut seinem Klienten Schutz und Geborgenheit bietet. Er muss ihn intuitiv und auf einer vorsprachlichen Ebene verstehen lernen und ihn dadurch in seinem Prozess des Erforschens und Untersuchens lange genug unterstützen und begleiten, bis dieser selbst seinen Weg findet.

Der typische Körperpsychotherapeut kann warten – ohne selbst darüber sprechen zu müssen, was gerade beim Klienten geschieht –, bis dieser allein fähig ist, in Worte zu fassen und zu verarbeiten, was er erlebt hat und wie es ihm heute damit geht. Zusätzlich zur therapeutischen Technik und dem gelernten Wissen wird er bei seiner Arbeit im wesentlichen aus seiner Intuition und Erfahrung schöpfen. Ein bekannter Ausspruch der amerikanischen Körperpsychotherapeutin Nadine Scott lautet hierzu: »It just comes to me.«

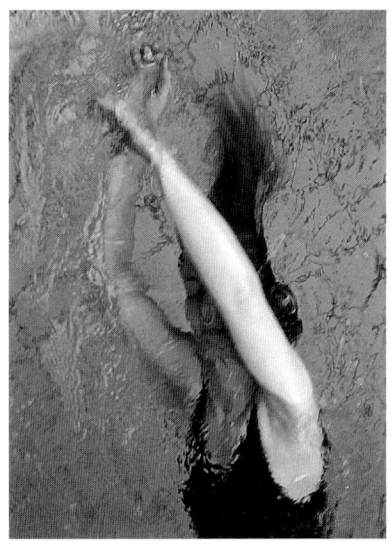

Die Wassertherapie hat im Vergleich zu anderen Körperpsychotherapien den Vorteil, dass durch das Element Wasser sehr viele schützende, bergende, nährende und Sicherheit gebende Erfahrungen vermittelt werden. Der Klient kann im Wasser besser als bei anderen Therapieformen die – nach den Theorien Wilhelm Reichs und seiner Nachfolger – im Körper gespeicherten Ängste und Schmerzen loslassen und sich auf die zum Teil sehr belastenden Erinnerungen aus seiner Lebensgeschichte einlassen. Dies ist eine wichtige Voraussetzung zu deren Bearbeitung und dem Prozess der inneren Veränderung.

# Die IPEG-Wassertherapie

## Von der Schulmedizin zur Humanistischen Psychologie

Schon in meiner Studienzeit haben mich die Verfahren der Humanistischen Psychologie und besonders die Körperpsychotherapieformen fasziniert. Ich lernte diese erstmals in der *free clinic* in Heidelberg kennen.
Daraufhin besuchte ich einige der Therapeuten, die diese Methoden in Holland, England und in den USA anwandten, und lernte von ihnen. Auf diesen Studienreisen sammelte ich völlig neue Erfahrungen. Man ging weniger distanziert mit den Patienten um, als ich das gewohnt war, Medikamente wurden kaum eingesetzt. Die psychische Situation des Patienten und seine Beziehung zum Arzt und anderen Therapeuten war mindestens ebenso wichtig wie die organmedizinische Diagnose. Alles war anders und unterschied sich von der Medizin, die ich bisher studiert hatte.
Damals spielte ich mit dem Gedanken, das Studium abzubrechen, entschied mich jedoch dafür, parallel zu meinem Medizinstudium mehrere Ausbildungen in verschiedenen Verfahren der Humanistischen Psychologie zu absolvieren, und arbeitete gleichzeitig an der *free clinic* in Heidelberg im medizinischen und später im psychotherapeutischen Bereich mit. Als die Einrichtung wegen Kündigung der Räume geschlossen werden musste, gründeten wir den Verein für Humanistische Psychologie, in dem Psychologen, Mediziner, Pädagogen und Menschen aus anderen Berufssparten des Gesundheitswesens zusammenarbeiteten. Es ging uns darum, das Gedankengut, Menschenbild und die innere Haltung der Humanistischen Psychologie in den beruflichen Alltag mit einzubeziehen.
»Die Humanistische Psychologie entstand Anfang der sechziger Jahre als › dritte Kraft‹ zwischen Psychoanalyse und Behaviourismus (Verhaltenstherapie). Sie ist eine Psychologie des Wachstums und der Selbstverwirklichung des Menschen in seiner leibseelischen Ganzheit. Es bestehen Verbindungen zur existentiellen Philosophie und zu verschiedenen fernöstlichen philosophischen Schulen. Die

Humanistische Psychologie geht davon aus, dass jedem Menschen Ressourcen und Potentiale zum Persönlichkeitswachstum und zur Selbstheilung zur Verfügung stehen und dass er selbst am besten in der Lage ist, verantwortlich für sich selbst und sein Umfeld die Werte und Ziele, nach denen er handelt, zu bestimmen. Das Individuum wird für fähig gehalten, seine Wahl in eigener Verantwortung zu treffen.
Die Humanistische Psychologie hat ein positives Menschenbild, das davon ausgeht, dass der Mensch von Natur aus gut ist.« (Veranstaltungsprogramm des Vereins für Humanistische Psychologie Heidelberg, 1980)

Die verschiedenen therapeutischen Verfahren und Theorien der Humanistischen Psychologie haben gemeinsam, dass das »Hier und Jetzt« für den therapeutischen Prozess von entscheidender Bedeutung ist. Es besteht eine innere Haltung der Achtsamkeit und des Respekts gegenüber dem Willen und der Bewusstheit des Klienten. Durch die besondere Berücksichtigung körperlicher Prozesse gelingt auch der Zugang zu Problemen und Situationen, die in vorsprachlicher Zeit aufgetreten sind.
Im Rahmen meiner Arbeit am Institut für Persönlichkeitsentwicklung und Gesundheitsbildung (IPEG-Institut), das aus dem Umfeld der ehemaligen *free clinic* in Heidelberg hervorgegangen ist, habe ich zusammen mit Wolfgang Knörzer und Martin Schley klassische Entspannungsverfahren, wie die Progressive Muskelentspannung nach Jacobson oder Autogenes Training, in Selbstversuchen sowie Patientengruppen getestet und überarbeitet. Viele dieser Methoden erwiesen sich, für sich allein gesehen, als zu starr, ineffektiv und unzeitgemäß. Wir veränderten sie, indem wir unter anderem Übungen wegließen, umstellten, ergänzten oder zusätzlich aus anderen, zum Teil neuzeitlicheren Methoden, wie das NLP (Neurolinguistisches Programmieren), Atementspannung und Körperpsychotherapie, einbauten. Diese Kombination aus psychologisch-therapeutischen Vorgehensweisen, die den Bedürfnissen des jeweiligen Klienten angepasst (patientenorientiert) sein muss, hat sich nicht nur bei psychischen Problemen, sondern sogar bei körperlichen Erkrankungen als sinnvoll erwiesen.
So konnte zum Beispiel der Amerikaner Dean Ornish bei Patienten, die unter Arteriosklerose litten, durch Atem- und Muskelentspannung, Bewegungstraining, Stress-Management-Techniken und Ernährungsumstellung eine deutliche Rückbildung der Arterienverengung erzielen. Angina-pectoris-Anfälle gingen erheblich zurück.

# *E*ntwicklung der IPEG-Wassertherapie

Neben den positiven Erfahrungen mit angewandten Kombinationen aus patientenorientierten Therapie- und Entspannungsmethoden hatte vor allem die Wassertanktherapie von Dr. John C. Lilly und die biodynamische Therapie nach Boyesen großen Einfluss auf die Entwicklung des IPEG-Wassertherapieverfahrens. Die Ideen und Techniken der norwegischen Körperpsychotherapeutin Gerda Boyesen haben zum Grundprinzip, ein Umfeld zu schaffen, in dem sich der Patient behütet fühlt, so dass er innerlich und körperlich loslassen kann.
Auf meinen Studienreisen in den USA lernte ich den von John C. Lilly, einem amerikanischen Arzt und Bewusstseinsforscher, 1954 konzipierten Isoliertank kennen. In den siebziger Jahren konnte ich dann zum ersten Mal während meines Aufenthaltes bei Prof. Graf Dürckheim in Todtmoos-Rütte mit diesem faszinierenden Salzwassertank eigene Erfahrungen sammeln. Man liegt auf dem Rücken im Salzwasser, das den Körper trägt. Durch Abschaltung der Sinneswahrnehmungen (sensorische Deprivation: Augen geschlossen, Wasser und Luft haben Körpertemperatur und werden kaum noch wahrgenommen, die Ohren liegen im Wasser) kommt es zu einem tiefen Entspannungsprozess. Nicht nur die Muskeln werden dabei gelockert, es entsteht zusätzlich auch ein Gefühl der Schwerelosigkeit und des inneren Loslassens. Innerhalb kurzer Zeit treten Erlebniszustände auf, wie man sie auch im Rahmen jahrelanger Meditationspraxis erleben kann. Lilly spricht in diesem Zusammenhang vom Entdecken und Sich-zu-eigen-Machen »weiter innerer Erlebnisräume« und definiert diese Zustände als meditationsartig und mit starker Konzentration verbunden – traumartig. Eine wichtige Voraussetzung für das Erleben dieser Zustände ist ein Prozess des inneren Loslassens und der körperlichen Entspannung.
In der Folgezeit setzte ich mich sehr intensiv mit dem Element Wasser auseinander. Ich suchte in Bibliotheken nach Schriften über die Bedeutung des Wassers in den frühen Mythologien, las über die ersten Wassererlebnisse des Embryos im Mutterleib bis hin zu seiner Bedeutung und Anwendung in unserer modernen Gesellschaft. Bei mir selbst beobachtete ich, dass ich zur Entspannung täglich zweimal ausgiebig badete und dabei zum Teil las, mit mir lieben Menschen telefonierte oder sogar tiefgründige Gespräche bei Kerzenlicht im Badezimmer führte. Auch das warme Wasser des Thermalbades zog mich immer wieder

magisch an. Stundenlang konnte ich mich darin aufhalten. Aus diesen Erfahrungen heraus wuchs mein Wunsch, mit diesem faszinierenden Element auch therapeutisch zu arbeiten.

Das IPEG-Verfahren zur Entspannung und Körperpsychotherapie im Wasser wurde schließlich 1978 von mir gemeinsam mit weiteren Therapeuten des IPEG-Instituts begründet und bis heute weiterentwickelt. Es handelt sich hierbei um ein intensiv im körperlichen und psychischen Bereich wirksames Entspannungs- und passives Bewegungsverfahren.
Eingesetzt wurde diese Wassertherapie zunächst bei psychiatrischen und Psychotherapiepatienten, wobei es vor allem um das Erreichen von Entspannungszuständen und um die Einleitung und Unterstützung körperpsychotherapeutischer Verarbeitungsprozesse ging.
Später konnten wir das IPEG-Verfahren auch bei vielen anderen Krankheiten wie beispielsweise bei Stresssymptomen, Rheuma und nach operativen Eingriffen an der Wirbelsäule erfolgreich anwenden. In den beiden letztgenannten Fällen spielt der durch die Erkrankung selbst verursachte Schmerz eine wichtige Rolle im alltäglichen Leben der Patienten. Durch eine intensive Entspannung gelingt es, den Teufelskreis von zunehmendem Schmerz und damit einhergehender Verspannung zu durchbrechen.
Bei der nun folgenden Beschreibung der Wassertherapie in der Praxis verwende ich zur Vereinfachung der Erklärungen in den meisten Fällen für den/die Therapeuten/in die männliche und für den/die Klienten/in die weibliche Form.

# Was passiert in der Wassertherapie?

Die Körpertherapie im Wasser wird idealerweise in einem Schwimmbecken mit etwa 1,20–1,55 m Wassertiefe durchgeführt. Die Wassertemperatur sollte 32 bis 35° Celsius betragen. Während der Therapiephase auf dem Wasser geben sowohl Schwimmbretter bzw. Schwimmärmel als auch die haltenden Hände des Therapeuten ein Gefühl von Sicherheit und Geborgenheit. Die Patientin wird in den einzelnen Behandlungsphasen nie allein gelassen (fast ständiger Körperkontakt) und vom Therapeuten begleitet und geführt. Sie befindet sich dabei meist in entspannter Rückenlage, ihr Hinterkopf liegt bis über die Ohren im Wasser, die Augen sind geschlossen (sensorische Deprivation).

Anfangs wird der Atem der im Wasser liegenden Klientin begleitet und geführt. Es kommt zu einem körperlichen Entspannungsprozess. Nun folgen sanfte, ruhige Bewegungen (Wellen, Spiralen) und Dehnungen auf dem Wasser. Mit zunehmendem körperlichem und innerlichem Loslassen entwickelt die Klientin ein Gefühl von Sicherheit und Vertrauen in sich selbst, das Element Wasser und in die therapeutische Begleitung. Erst jetzt kann die nächste Therapiephase unter Wasser beginnen.

Auch unter der Wasseroberfläche sind die Bewegungsabläufe dem Wasser wesensverwandt (z.B. wellen-, strudelförmig). »Es werden nicht meine Vorstellungen von Bewegungsformen ... der Klientin aufgedrängt, vielmehr wird versucht, mit dem fließenden, verbindenden, zyklischen und dynamischen Wesen des Wassers zu harmonisieren. ... Es ist ein sanfter Tanz unserer beiden Körper und eine subtile, wortlose Kommunikation zwischen der Klientin, dem Wasser und mir.« (Denise Weyermann)

Im Lauf der Therapie gibt der Behandler Bewegungsmuster vor, die die Klientin immer öfter durch eigene Bewegungsimpulse leicht abwandelt.

Die Auswahl der Übungen entspringt der Intuition des Therapeuten. Es ist seine Aufgabe, sich auf die Klientin mehr und mehr einzustellen und zu erkennen, welche Bewegungen ihr wohl tun, um dann im weiteren Verlauf der Behandlung seine Impulse auf die Klientin und ihre Reaktionen hin abzustimmen. Er sollte auf ihre feinen spontan auftretenden Bewegungsimpulse achten, sie zulassen und unterstützen.

Sobald der Therapeut, ohne ausreichend auf die Klientin zu achten, Bewegungen von außen vorgibt, würde dies bei der Klientin die Entspannungstiefe einschränken. Dies gilt ebenso für den Fall, dass er die bei ihr auftretenden eigenen Bewegungsimpulse nicht erkennt und zu wenig unterstützt.

»Bei fortschreitender Entspannung seitens der Klientin und Versenkung und Konzentration meinerseits ergibt sich ein Rhythmus, der weder von ihr noch von mir, sondern mehr vom Wesen der Wassers bestimmt wird. In diesen Augenblicken gibt das Wasser uns etwas von seinen Geheimnissen preis.« (Denise Weyermann)

Nach jeder Wasserbehandlung findet ein anschließendes Gespräch statt, in dem die Gefühle, Gedanken, Bilder etc., die während des Aufenthaltes im Wasser hochsteigen, ausgesprochen und je nach Therapiestadium durchgearbeitet werden.

# *Phantasiereise durch das Wasser*

Vor der Therapiephase im Wasser führe ich im Allgemeinen noch eine entspannende Phantasiereise durch, die es den Klienten ermöglicht, sich dem Element Wasser innerlich zuzuwenden und sich dadurch auf die Behandlungssitzung vorzubereiten.
In der Regel begeben sich die Patienten im Liegen auf die Phantasiereise. Wenn dies jedoch ungewohnt oder aus anderen Gründen unangenehm ist, können sie auch im Sitzen üben. Die nachfolgende Reise ist sowohl in einer Einzel- als auch in einer Gruppensitzung möglich.

*»Stellen Sie sich vor, Sie sind ein kleiner Wassertropfen. Sie befinden sich im Meer. Vielleicht sind Sie ganz in der Nähe von einer wunderschönen Südseeinsel, vielleicht direkt am Strand dieser Insel oder über einem Korallenriff mit bunten Fischschwärmen und exotischen Wasserpflanzen, oder Sie sind ganz weit draußen, in der freien Weite des Ozeans. Stellen Sie sich die Farben um sich herum vor, die Formen, wenn es welche zu sehen gibt, das direkte Umfeld. Wie weit können Sie sehen? Wie bewegen Sie sich als Wassertropfen? Schweben Sie, pendeln Sie hin und her oder bewegen Sie sich noch dynamischer?*

*Stellen Sie sich nun vor, dass Sie sich langsam der Wasseroberfläche nähern. Gleiten Sie ein wenig auf der Oberfläche dahin, und sonnen Sie sich im angenehm warmen Licht der Sonne.*

*Stellen Sie sich nun vor, dass Sie sich als kleiner Wassertropfen zusammen mit anderen in feinen Dunst verwandeln, der aus dem Wasser aufsteigt und durch die Kraft der Sonne nach oben und noch weiter nach oben gehoben wird, immer höher und höher steigt und sich schließlich weit über dem Meer zu watteförmigen Wolken zusammenfindet. Stellen Sie sich vor, wie die Sonne in den verschiedenen Phasen des Tages unterschiedliche Farben und Kontraste in diese Wolken hineinzeichnet, wie die Wolken vom Wind ganz langsam weiterbewegt werden, bis sie sich dem Land nähern. Sie sehen, wie das Land unter Ihnen vorbeizieht, Flüsse, Länder, Hügel, Täler, Berge, Seen und Landschaften und schließlich sehr hohe Berge, an denen sich die Wolken abregnen.*

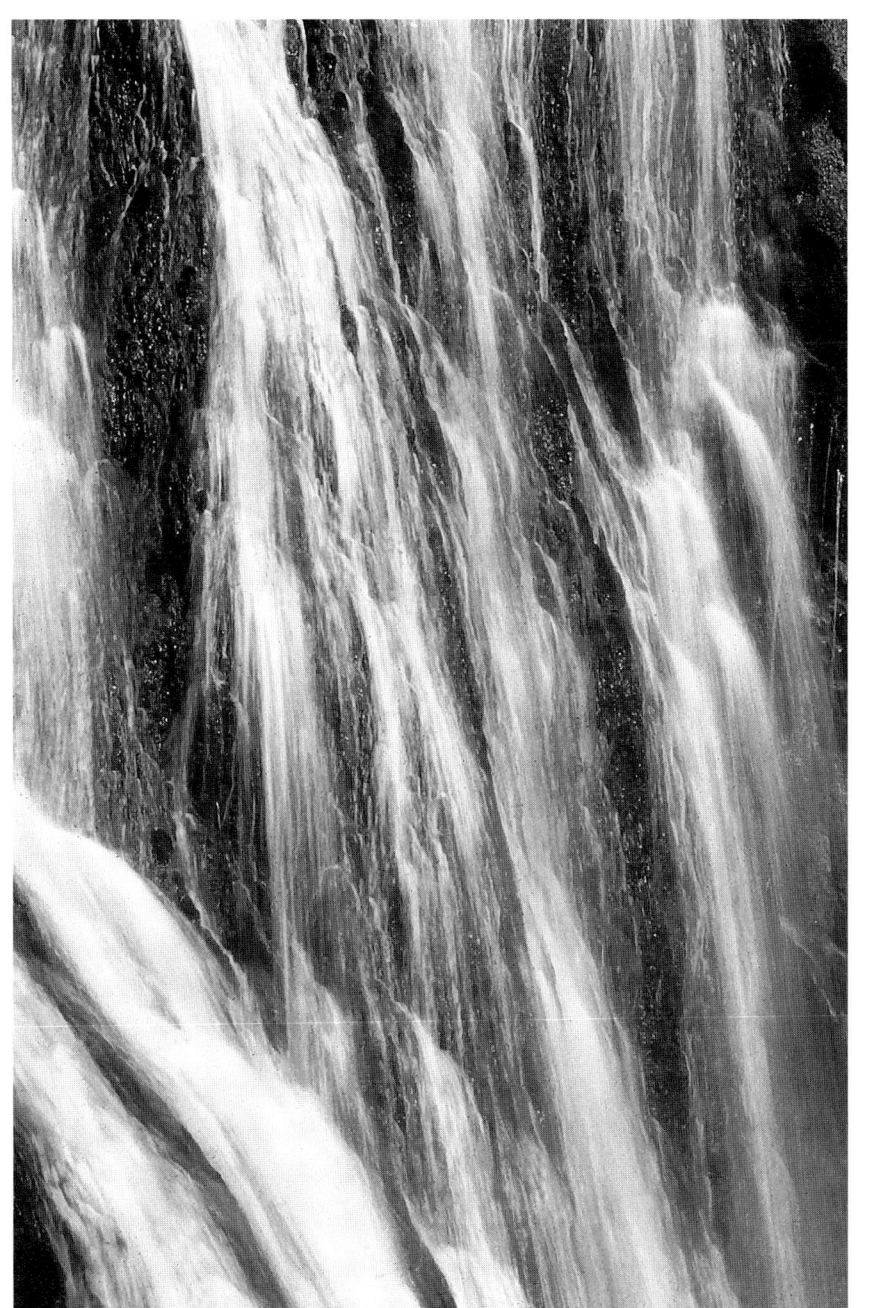

*Stellen Sie sich vor, wie Sie zu einer kleinen Schneeflocke gefrieren, bestehend aus noch kleineren Eiskristallen. Stellen Sie sich vor, wie Sie langsam schwebend nach unten sinken und sich majestätisch niederlassen auf einer schneeweißen, weichen Fläche und ein wenig zwischen andere Schneeflocken einsinken. Stellen Sie sich vor, wie Sie viele Tage genießen, in denen die Sonne aufgeht, von verschiedenen Seiten her durch Sie hindurchscheint und bunte Farben in den Schneekristallen erzeugt.*
*Eines Tages reicht die Kraft der Sonne, um die Schneeflocke wieder zum Schmelzen zu bringen. Vielleicht fließen Sie zusammen mit anderem Schmelzwasser in einem kleinen Gletscherbächlein nach unten. Vielleicht ziehen Sie es aber vor, lieber noch weiter nach unten in den Gletscher einzusinken und sich dort für lange Zeit auszuruhen, bis Sie wieder aus dem Gletscher hervortreten, sich vom Sonnenlicht aus der festen Form in die flüssige bringen lassen und in einem Bächlein weiterfließen.*

*Stellen Sie sich vor, dass Sie auf Ihrem Weg als kleiner Bestandteil des Bächleins Gräser sehen, gelbe, rote und blaue Blüten, und an ihren Wurzeln vorbeifließen, und wenn Sie möchten, können Sie in eine Pflanze oder Blume durch die Wurzel hineinwandern und in ihr aufsteigen, vielleicht bis zur Blüte. Die Pflanze kann Sie später wieder nach außen abgeben, durch die Poren oder die Blüte. Sie fließen weiter mit dem Bächlein, das sich mit mehreren anderen zu einem Bach vereint, über Felsen durch die Luft nach unten, an Steinen vorbei und durch kurvenreiche Bachläufe bis zu einem großen Fluss, dann durch Wiesen, Landschaften, an Bäumen, zwitschernden Vögeln, spielenden Kindern, kleinen Dörfern und großen Städten vorbei in den großen Strom, immer und immer weiter bis ins Meer, von wo aus der Kreislauf wieder von neuem beginnen kann.«* (Nach einer Idee von Denise Weyermann)

Diese Phantasiereise soll nur ein Beispiel von vielen möglichen sein. Sie kann natürlich abgewandelt, erweitert oder gekürzt werden. In meinen Therapiebehandlungen habe ich solche Phantasiereisen den jeweiligen Bedürfnissen der verschiedenen Patienten angepasst und modifiziert, und zwar entsprechend ihrer Lebensgeschichte und der ärztlichen Diagnose, falls eine Krankheit vorliegt.

# Sicherheitsgefühl und Vertrauen hat erste Priorität

Manche Menschen haben zunächst Schwierigkeiten, sich auf den Rücken zu legen und vom Wasser tragen zu lassen. Anstatt mehr und mehr zu entspannen und loszulassen, haben sie Angst, die Kontrolle zu verlieren und reagieren mit innerer und körperlicher Anspannung.
In meiner langjährigen Berufspraxis hat es sich jedoch bewährt, dem Behandelten gleich zu Anfang ein größtmögliches Gefühl der Sicherheit und Geborgenheit zu vermitteln, auf dem dann der weitere therapeutische Prozess aufbauen kann. So wird die Klientin je nach ihrem eigenen Sicherheitsbedürfnis zunächst auf dem Rücken im Wasser liegend mit Hilfe von Auftriebskörpern (Schwimmärmel, Schwimmbretter usw., siehe auch »Partnerübungen«, Seite 110ff.) und durch die Hände eines oder zwei Therapeuten gehalten. Im Laufe der Therapie kann dann aufgrund des gewachsenen Vertrauens – zum Element Wasser, dem Therapeuten und zu sich selbst – ohne eine Veränderung des Gefühls der eigenen Sicherheit auf die Arbeit mit nur einem Therapeuten übergegangen und die Schwimmhilfen reduziert werden.

Fast während der gesamten Behandlung steht der Therapeut durch seine Hände in Körperkontakt mit der Klientin. Erst im fortgeschrittenen Stadium der Therapie lösen sich seine Hände manchmal für kurze Zeit. Dies geschieht immer dann, wenn spiralförmige Bewegungen unter Wasser oder Bewegungen um die Körperlängsachse erfolgen. Doch im Ausklang der einzelnen Bewegungssequenzen begleitet der Therapeut auf alle Fälle die Klientin durch Körperkontakt, bis sie für einige Momente wieder ganz ruhig im Wasser liegt. Er beobachtet den zunehmend gleichmäßiger und tiefer werdenden Atem, nimmt den körperlichen Entspannungszustand wahr und überzeugt sich, dass die Klientin sich weiterhin sicher und geborgen fühlt. Erst dann beginnt er mit einer neuen Bewegungsphase.

# Gewöhnung an das Wasser

Wenn jemand ins warme Wasser kommt, soll er immer wieder neu und bewusst wahrnehmen, welche inneren Prozesse hierdurch ausgelöst werden, wie sich der Körper anfühlt und wie der sanfte Widerstand des Wassers, wie die Bewegungen zur Bildung von Wirbeln führen, die sanft und angenehm am Körper vorbeistreichen. Auf diese Weise kann der Auftrieb des Wassers gespürt werden. Beim Einatmen wird der Körper sanft angehoben, beim Ausatmen sinkt er tiefer ins Wasser.
Die Klientin legt sich vielleicht spontan auf den Bauch und lässt sich vom Wasser tragen oder sie steht im etwa 1,35 m bis 1,60 m tiefen Wasser, berührt sanft mit den Füßen den Boden und sinkt beim Ausatmen tiefer nach unten, atmet unter Wasser aus und holt, wenn der Körper von selbst wieder nach oben kommt, erneut Luft. Diese anfängliche Phase der Wassergewöhnung führt bereits zur Entspannung.
An Kopf und Nacken bzw. unter der Schulter oder dem Brustkorb sicher gehalten durch die Hände des Therapeuten und eventuelle Schwimmhilfen, wird die Patientin nun aufgefordert, sich in Rückenlage vom Wasser tragen zu lassen, möglichst locker und sanft auszuatmen und sich ganz auf die Atmung, besonders das Ausatmen, zu konzentrieren.
Sie kann die Augen schließen oder, wenn sie sich anfangs noch nicht sicher genug fühlt, dies erst später zu tun.

Bei Asthmapatienten hat es sich als sehr hilfreich erwiesen, zu Beginn der Behandlung eine intensive Entspannungserfahrung zugänglich zu machen und im Wasser liegend Atemübungen durchzuführen. Beispiele hierzu finden Sie in meinem Buch *Atementspannung*. Mit Hilfe der Auftriebskraft des Wassers kann sich die Klientin, insbesondere wenn sie zusätzlich durch eine Erkrankung wie beispielsweise Rheuma, körperliche Schmerzen und/oder Verspannungen belastet ist, leichter als sonst entspannen und lernen, diese Atemübungen dann später einmal ohne das Hilfsmittel Wasser selbständig auszuführen.
Bei der sich anschließenden Entspannungsbehandlung hilft man der Klientin zunächst durch leichte Berührung und sanft lockerndes Hin- und Herbewegen der Schultern und des Nackens, ihre vorhandene Muskelgrundspannung immer

deutlicher wahrzunehmen. Dies führt dazu, dass allmählich die muskuläre Anspannung, die man für das Liegen im Wasser ja nicht mehr benötigt, immer mehr losgelassen werden kann.
Gleichzeitig setzt ein vertieftes Ausatmen ein, an dessen Ende spontan eine kurze Pause entsteht, bevor das Einatmen unwillkürlich, ohne bewusstes Zutun, beginnt.

# Atementspannung und Bewegung auf dem Wasser

Nach der anfänglichen Gewöhnungsphase an das Wasser umfasst der Therapeut mit einer Hand den Hinterkopf und den oberen Nackenbereich der Klientin, mit der anderen berührt er gleichzeitig die Scheitelgegend, vielleicht den seitlichen Stirnbereich und den Bereich oberhalb des Ohrs. Ebenso ist es möglich, mit einer Hand eine Schulter zu umfassen oder die Patientin zwischen den Schultern oder im Herzbereich von unten her mit der Hand zu halten.

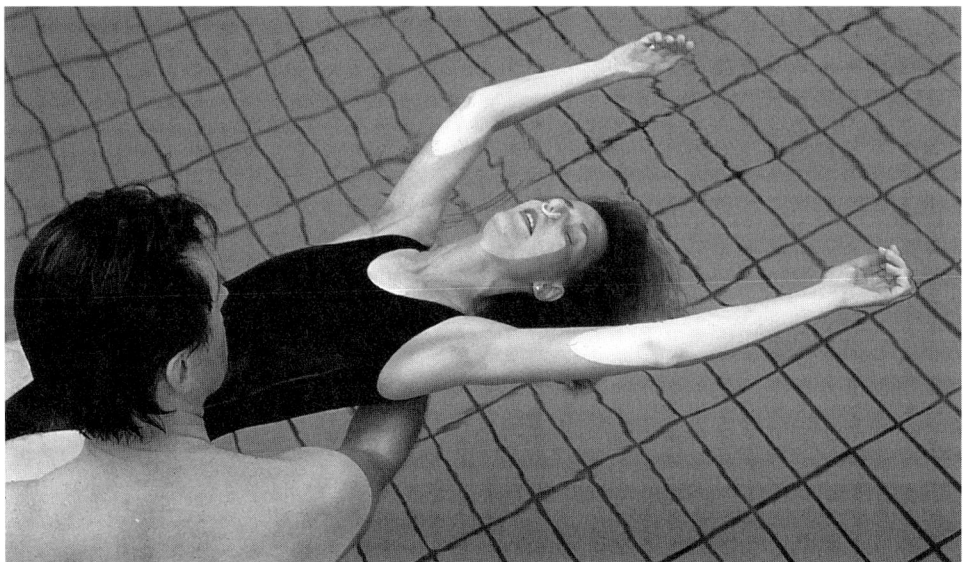

## *Begleiten und Führen der Atmung*

Der Therapeut kann die Atmung des Patienten zusätzlich unterstützen, indem er beim Einatmen mit seiner Hand den Druck auf die Schultermuskulatur oder auf eine andere geeignete Stelle des Körpers, die dem Patienten angenehm ist, unmerklich erhöht und beim Ausatmen wieder lockert. Auf diese Weise kommt es zu einer weiteren Vertiefung der Atmung.

Neben der taktilen Unterstützung erhält der Klient während dieses Atementspannungsprozesses auch eine verbale Begleitung:

»Lassen Sie sich ins Wasser sinken und vom Wasser tragen. Atmen Sie tief und lange aus, und lassen Sie den Atem ganz aus sich herausfließen und danach eine kleine Pause entstehen. Warten Sie ab, ob der Einatmungsimpuls von allein kommt. Vielleicht atmet der Körper von selbst ein, ohne dass Sie bewusst Luft holen müssen. Versuchen Sie, Ihren Beckenboden dabei möglichst locker zu lassen. Spüren Sie nach, ob er sich beim Einatmen nach unten wölbt und beim Ausatmen wieder nach oben zurückfedert. Geschieht dies auch bei kleineren Atembewegungen?

Lassen Sie Ihren Körper immer lockerer und entspannter werden, während ich Ihre rechte bzw. linke Schulter berühre und vorsichtig beginne, parallel zu Ihrer Atembewegung den Druck, den ich mit der Hand ausübe, zu steigern und wieder nachzulassen.«

Der Therapeut steht hierbei seitlich von der entspannt im Wasser liegenden Klientin. Er umgreift mit sanftem Druck ihre rechte oder linke Schulter. Es ist möglich, später auch einmal beide Schultern zugleich zu umfassen. Zunächst nimmt er einige Atemzüge lang ihre Ein- und Ausatembewegungen wahr und wie sich dabei Bauch und Brustkorb heben und senken. Darüber hinaus nimmt seine Hand die Bewegung der Schulter wahr, das heißt wie sich der Brustkorb beim Einatmen zur Schulter hin ausdehnt und beim Ausatmen wieder in die Ausgangslage zurücksinkt.

Anschließend wird die Atembewegung aktiv unterstützt. Während der nun folgenden Einatmung übt der Therapeut mit seiner Hand einen leichten Druck auf die Schultermuskulatur des Klienten aus, steigert diesen dann ganz allmählich und hält ihn bis zum Ende der Einatmungsphase aufrecht. Erst wenn der Ausatmungsvorgang bereits begonnen hat, nimmt er parallel dazu den Druck

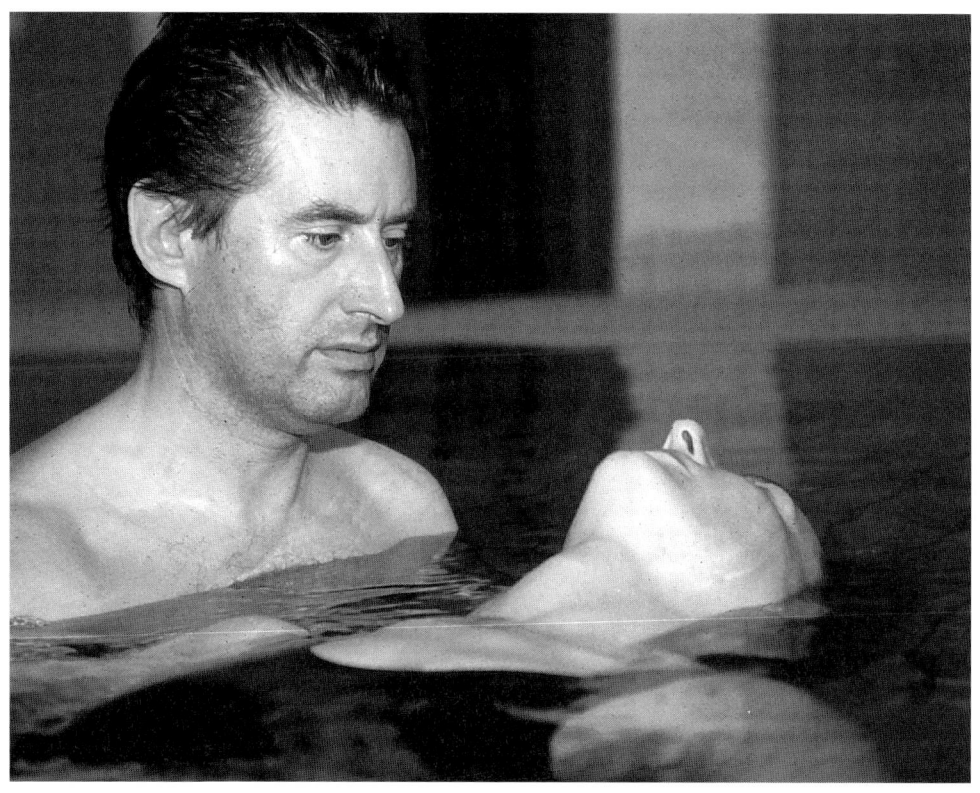

langsam zurück. Ist die Ausatmung abgeschlossen, so wartet er ab, bis – vielleicht nach einer kleinen Pause – die nächste Atembewegung einsetzt. In dieser Pause hält der Therapeut den Klienten weiter ganz sanft und ruhig an der Schulter. Sobald das erneute Einatmen begonnen hat, wird der Druck mit der Hand erneut vorsichtig gesteigert.

Im Verlauf dieses Prozesses kommt es zu einer deutlichen Vertiefung der Atmung. Die Klientin fühlt sich locker, innerlich leicht und frei. Sie erfährt Erlebniszustände, die sie durch die üblichen Entspannungsverfahren wie beispielsweise das traditionelle Autogene Training in der Regel nur mit langjährigem Üben erreichen könnte. Erlebnisqualitäten, wie beispielsweise in der Meditation, entfalten sich während der Wassertherapie bereits nach kurzer Behandlungsdauer.

*Der Atem*

*Atem, du wirst mir zur Kostbarkeit.*
*Ich lasse*
*dich ganz ein.*
*Du erfüllst mich.*
*Dann werde ich dich*
*ganz langsam*
*verströmen,*
*dich dem Strom*
*anvertrauen.*
*Nur so bin ich bereit,*
*dich neu zu empfangen.*
*Weisheit des Zyklus.*
*Atem, erst wenn ich dich gehen lasse,*
*spüre ich*
*deine Kraft,*
*das Toben tief unten und*
*das Summen weit oben und*
*das Lachen dazwischen und*
*das Singen in allem.*

(Claudia Richter)

## *Psychoperistaltik*

In dieser Phase kann auch ein Prozess einsetzen, den die Körperpsychotherapeutin Gerda Boyesen »Psychoperistaltik« nennt. Durch die zunehmende Entspannung wird im vegetativen Nervensystem der Erholungsnerv, der Parasympaticus, angeregt. Neben einer Verlangsamung und Vertiefung der Atmung, einer Senkung des Blutdrucks sowie anderer körperlicher Entspannungsvorgänge findet auch eine sanfte Anregung der Darmbewegungen statt. Diese Bewegungen sind in der Körperpsychotherapie von Gerda Boyesen immer ein Zeichen dafür, dass Ängste und psychische Verletzungen innerlich verarbeitet (»verdaut«) werden, was sehr gut zur Rückmeldung, die die Klienten in der Regel über ihren Entspannungsprozess geben, passen würde.

## *Linien, Kreise, Wellen, Spiralen*

Sobald sich die Atemfrequenz in der Rückenlage im Wasser verlangsamt hat und der Klient sich Atemzug für Atemzug immer entspannter vom Wasser und den Händen des Therapeuten tragen lässt, beginnt dieser, ihn zunächst rückwärts in einer geraden Linie sanft durch das Wasser zu ziehen. Sein Körper erzeugt dabei Wasserwirbel, die die Haut des Klienten sanft massieren und streicheln. In der Nähe des Beckenrandes angekommen, wendet er sich langsam in einem großen Bogen nach rechts oder nach links, wobei der Körper des Klienten unwillkürlich sanft zur Seite gebeugt und gedehnt wird. Anschließend erfolgt die Bewegung in die Gegenrichtung, bis der Rand des Beckens wieder fast erreicht ist. Nun wird der Körper zur anderen Seite gedehnt usw.
Später zieht der Therapeut den Patienten in Kreisbahnen sanft durch das Wasser. Er bewegt sich dabei erneut rückwärts, zunächst im Uhrzeigersinn, dann gegen den Uhrzeigersinn. Anschließend ist es möglich, nach außen gerichtete spiralförmige Bahnen rechts- und linksherum zu beschreiben. Um den fortschreitenden Entspannungsprozess zu fördern, sollten die jeweiligen Bewegungen gegen Ende immer langsamer werden.

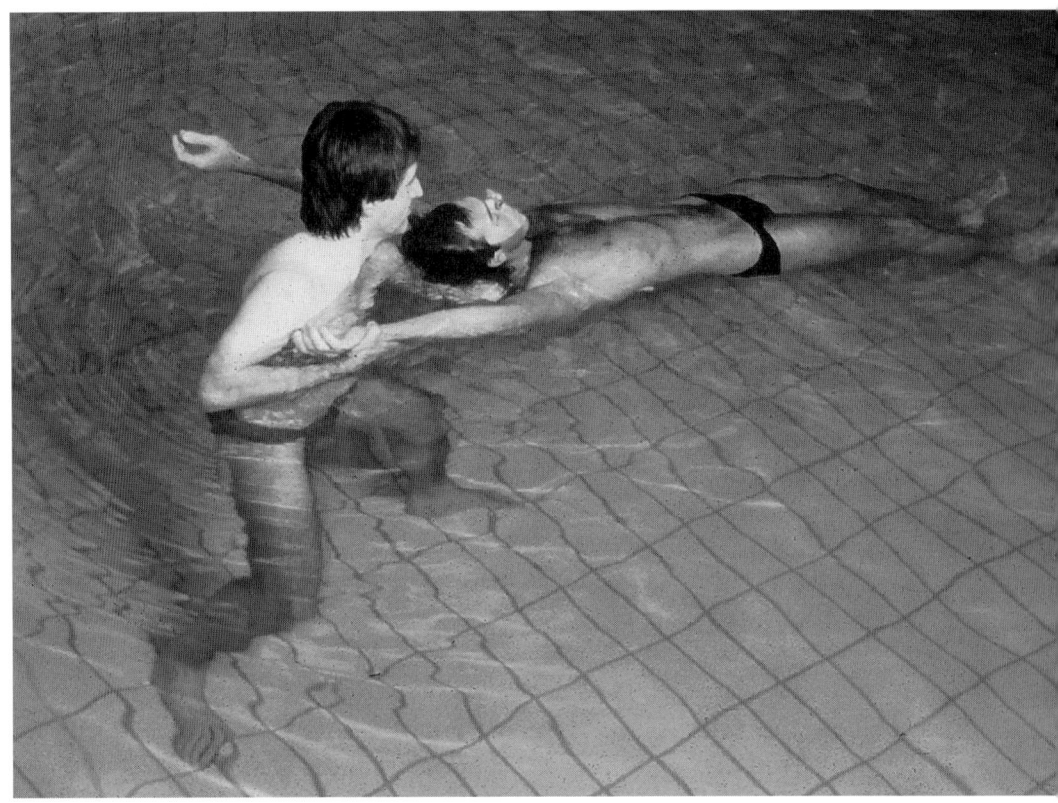

Es kann in dieser Phase sinnvoll sein, falls dies nicht bereits schon vorher geschehen ist, die Schultern des Klienten von oben zu umgreifen, so dass die Finger des Therapeuten bis unter sein Schulterblatt reichen. Der Daumen liegt dabei zwischen Schulterkante und Schlüsselbein oder auf der Schulterkante. Nun folgen einwärtsgerichtete Spiralbewegungen im oder gegen den Uhrzeigersinn.

Im nächsten Therapieschritt dreht der Behandler, während er geradeaus langsam rückwärts geht, den Kopf des Patienten abwechselnd nach rechts und links. Sein entspannter Körper bewegt sich dadurch von selbst in sanften seitlichen Schlangenlinien (Wellenbewegungen).

Den waagerechten können nun senkrechte Schlängelbewegungen folgen, bei denen der Therapeut unmerklich den Kopf des Klienten aus dem Wasser heraushebt und ihn dann wieder vorsichtig sinken und vom Wasser tragen lässt.

Bei manchen Menschen sinkt der Kopf so weit nach hinten, dass Augen und manchmal sogar die Nase vom Wasser bedeckt sind. In diesem Fall sollte der Therapeut den Kopf so weit unterstützen, dass er in gerader Verlängerung der Wirbelsäule im Wasser liegt. Hinterkopf und Ohren sollten jedoch vollständig unter Wasser sein.

Eine weitere Behandlungsmöglichkeit besteht in schraubenförmigen Bewegungen, einer Kombination aus Wellen und Spiralen. Der Kopf wird in langsamem Rückwärtsgehen sehr sanft, fast unmerklich aus dem Wasser gehoben und wieder abgesenkt, gleichzeitig erfolgt eine Drehung des Kopfes von rechts nach links. Auch hier sollte die Bewegungsrichtung gewechselt werden (von links nach rechts).

## Anheben der Arme

In der folgenden Therapiephase unterstützt der Behandler die auf dem Wasser Liegende weiterhin mit einer Hand im Nacken und stellt sich seitlich neben sie. Nun umgreift er von unten mit der anderen Hand ihr Handgelenk oder die Handfläche. Sanft hebt er dann den Unterarm der Klientin aus dem Wasser (maximal fast bis zur senkrechten Stellung) und legt ihn, nachdem sie etwa zwei- bis dreimal ein- und ausgeatmet hat, sehr langsam (in Zeitlupentempo) – über die Dauer von zwei bis drei Atemzügen – zurück ins Wasser. Von der Auftriebskraft des Wassers getragen, haben die meisten Patienten das Gefühl, als würde ihr Arm wie schwerelos schweben. Nach einer kleinen Pause wird der Vorgang wiederholt.

Der Therapeut achtet während der jeweiligen Bewegung immer sorgfältig darauf, ob die Klientin im weiteren Verlauf der Behandlung einen Widerstand bzw. eine Spannung gegen die Bewegung aufbaut oder die Bewegung durch eigene Muskelaktivität unterstützt (nach einiger Übung kann man dies recht gut erspüren). Sollte das der Fall sein, so verharrt er für einige Zeit in der jeweiligen Position, bis die Klientin sich wieder vollständig entspannt hat, und führt dann die Bewegung fort.

Anschließend hebt der Behandler den Arm der Klientin (mit der kopfwärts gelegenen Hand) am Handgelenk erneut aus dem Wasser, wobei er gleichzeitig mit der anderen Hand ihre Handfläche und Finger umgreift. Nach dem Anheben folgen zusätzliche behutsame Beuge- und Drehbewegungen des Handgelenks in verschiedene Richtungen. Die gleichen Bewegungen erfolgen dann großräumiger auch im Ellbogen- und anschließend im Schultergelenk. Anschließend legt der Therapeut den Arm erneut im Zeitlupentempo ins Wasser zurück.

Zur Vertiefung der Entspannung hält der Therapeut die im Wasser liegende Klientin im Bereich des Nackens und streicht die Schulter- und Armmuskulatur von oben nach unten in Richtung Finger so aus, als würde er Wasser aus nassem Ton herausstreichen. Wenn er bei diesem Vorgang das Schultergelenk erreicht, umgreift er es und massiert sanft die Haut, Muskeln und das Bindegewebe der Schulter. Das Ausstreichen der Muskulatur wird dann am Oberarm fortgeführt, der dabei von unten gehalten wird. Anschließend lockert man auch die Haut über dem Ellbogengelenk ein wenig. Das Ausstreichen erfolgt weiter bis zum Handgelenk und endet schließlich an den einzelnen Fingern.
Nun unterstützt der Therapeut den Arm der Klientin von unten her im Bereich des Ellbogengelenks, fasst mit der anderen Hand das Handgelenk, hebt den Arm ein wenig aus dem Wasser und legt ihn dann wieder zurück.
Danach führt er vorsichtige Bewegungen im Hand-, Ellbogen- und Schultergelenk in verschiedene mögliche Richtungen aus und achtet darauf, dass diese Bewegungen für die Klientin so angenehm wie möglich sind. Wichtig ist auch hier, langsam vorzugehen und fortwährend darauf zu achten, dass die Atmung der Patientin ruhig und tief erfolgt. Der Therapeut unterbricht den Ablauf, sobald er spürt, dass die nächste Bewegung unter Anspannung erfolgen könnte, oder falls er ein Zucken einzelner Muskelgruppen wahrnimmt. In diesen kleinen Pausen bleibt der Arm jedoch aus dem Wasser gehoben. Am Ende dieser Bewegungssequenz sinkt der behandelte Arm langsam zurück ins Wasser. Der Therapeut hält ihn am Handgelenksrücken noch einige Zeit, bevor er ihn schließlich langsam loslässt. Im Nachhinein spürt die Klientin, wie unterschiedlich sich rechter und linker Arm anfühlen können.
Anschließend unterstützt der Therapeut die Klientin nun wieder mit einer Hand im Bereich von Schulter oder Nacken. Die andere Hand kann in Herzhöhe auf dem Rücken liegen oder im Bereich des Steißbeins.

Wurde zunächst die rechte Körperseite behandelt, so erfolgen nun die Übungen in gleicher Weise auf der linken (Arm, Hand, Ellbogen, Schulter).
Während dieses Vorgangs verlangsamt und vertieft sich die Atmung weiter. Sollte sich eine entspannte Bauchatmung bisher noch nicht eingestellt haben, geschieht dies spätestens jetzt.
Oftmals kommt es den Patienten so vor, als sei ihr behandelter Arm länger geworden, würde tiefer im Wasser liegen oder oberhalb der Wasseroberfläche schweben, während sie sich weiter mit geschlossenen Augen vom Wasser tragen lassen. Viele denken auch an einen Ort der Ruhe und Kraft oder Schwerelosigkeit. Sie nehmen innere Bilder wahr und erleben nie gekannte intensive Entspannungszustände.

## *Anheben des Kopfes und der Beine*

In der nächsten Behandlungsphase steht der Therapeut am Kopfende der Klientin, umgreift ihren Hinterkopf und hebt ihn langsam und vorsichtig an. Er dreht den Kopf behutsam mehrmals zunächst ein wenig nach links und dann nach rechts, beugt ihn vorsichtig zur rechten und anschließend zur linken Schulter. Dabei achtet er darauf, ob sich die Atmung der Patientin eher vertieft, sie weiterhin in den Bauch atmet, ihre Gesichtsmuskulatur locker ist und ob sie auch sonst ruhig und entspannt wirkt. Danach wird der Kopf wieder vom Wasser getragen.
In gleicher Weise können auch das rechte und linke Bein sanft aus dem Wasser gehoben und vorsichtig bewegt werden. Der Therapeut stellt sich in Höhe des Unterschenkels der Klientin. Er umfasst von unten ihr Knie- sowie Sprunggelenk und hebt den Unterschenkel langsam aus dem Wasser. Anschließend werden drehende Bewegungen im Hüftgelenk vorgenommen, denen Bewegungen im Knie- und Sprunggelenk folgen. Nachdem das Bein wieder ins Wasser zurückgelegt wurde, erfolgt die Behandlung des anderen Beins. Während der gesamten Übung ist es sinnvoll, den Kopf auf ein Schwimmbrett zu lagern, damit kein Wasser in Nase und Mund gelangt.
Das anfänglich beschriebene »Begleiten und Führen der Atmung« (siehe Seite 62f.) kann je nach Entspannungszustand des Patienten nochmals vor der nun folgenden Unterwasserbehandlung durchgeführt werden. Wenn die Ausatmung

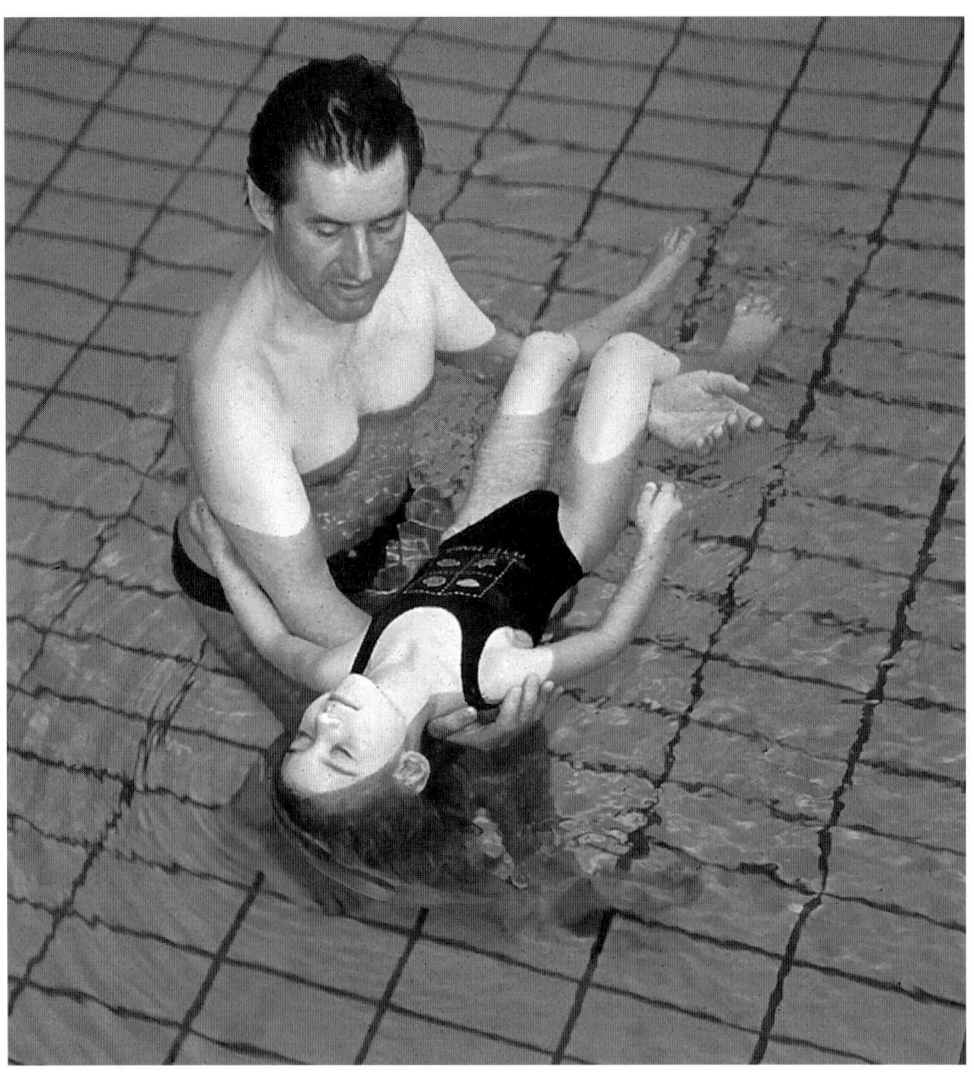

insgesamt länger geworden ist, fällt es umso leichter, anschließend mit dieser neuen Behandlungsphase zu beginnen.

Je nach Alter des Patienten kann jedoch auf die Phase unter Wasser verzichtet werden. Viele Klienten bestimmen auch selbst den Zeitpunkt, wann sie unter Wasser behandelt werden möchten.

## Sanftes Wiegen

Die Klientin liegt entspannt auf dem Wasser. Ihr Körper ist dabei gestreckt. Sie wird von den Händen des Therapeuten im Schulter- und Steißbeinbereich unterstützt. Danach fasst der Therapeut mit einer Hand unter ihre Kniekehlen, mit der anderen um ihren Schultergürtel. Nun werden die Hüftgelenke gebeugt und der Körper in die Embryonalhaltung gebracht. Die Klientin wird es immer als angenehm empfinden, wenn sie danach gestreckt, von der Auftriebskraft des Wassers getragen, durch das Wasser gleitet.
Nun streckt der Therapeut seine Arme vor und bewegt die Klientin im Wechsel vor und zurück. Die Patientin erlebt seitliche Wiegebewegungen im Wasser.
Dieses sanfte Wiegen kann im Atemrhythmus der Klientin erfolgen. Während sie einatmet, bewegt sie der Behandler etwas von sich weg, beim Ausatmen wieder auf sich zu. Zur Verlangsamung und Vertiefung des Atemrhythmus kann der Therapeut das Tempo der Bewegungen mehr und mehr verringern und sie nach der Einatmungs- oder Ausatmungsphase noch einen Moment lang ausklingen lassen.

## Seitliche Schaukelbewegungen

Im Laufe der Körpertherapie im Wasser braucht ein Klient immer wieder, beispielsweise auch nach der Wassergewöhnungsphase, Bewegungsabläufe, die eine körperliche Entspannung nachhaltig unterstützen. Seitliche Schaukelbewegungen können hierbei als sehr angenehm lockernd empfunden werden.
Der Therapeut steht seitlich zur Klientin, die entspannt im Wasser liegt, und unterstützt sie mit seinen Händen im Schulter- oder Nackenbereich sowie in der Nähe des Steißbeins. Er versetzt sie zunächst in sanfte seitliche Schaukelbewegungen, die er fast unmerklich langsam steigert. Ihr Körper schwingt in einem eigenen Rhythmus hin und her, den der Therapeut sanft unterstützt. Die Bewegung schwingt langsam aus, bis die Patientin ruhig und entspannt im Wasser liegt.
Während dieser Schaukelbewegungen um die Körperlängsachse kann der Behandler im Wasser zusätzlich langsame Schritte seitwärts gehen und dabei den Körper der Klientin mit dem Kopf voraus sanft durchs Wasser gleiten lassen.

*Die Bewegung*

*Bewegung, du bist mein Spiel.*
*Du machst mir Lust.*
*Lust auf das Neue, das Unbekannte.*
*Lust, mich auszubreiten,*
*mich zusammenzurollen,*
*mich zu wiegen,*
*mich schwingen zu lassen.*
*Du zeigst mir, wie alles zusammenhängt.*
*Du lässt mich spüren,*
*dass ich ganz da bin.*
*So ist es,*
*heil zu sein.*

(Claudia Richter)

# Bewegungen unter Wasser

## Sanfte, fließende, delphinartige Bewegungen

Sobald sich die Klientin so sicher und geborgen fühlt, dass sie zu diesen Bewegungen bereit ist, beginnt der Therapeut erstmals mit Abläufen, die sie vollständig unter die Wasseroberfläche führen. Eventuell bisher verwendete Auftriebskörper werden zuvor beiseite gelegt. Bei der Behandlung unter Wasser steht anders als bei den Bewegungen auf dem Wasser ein dreidimensionaler Raum zur Verfügung, durch den die Klientin frei schwebend in alle Richtungen bewegt werden kann.

Zur Vorbereitung dieser Behandlungsphase erhält die Klientin eine Nasenklammer, um beide Nasenlöcher zu verschließen. Dies ist notwendig, damit während der Tauchbewegungen kein Wasser in die Nase eindringen kann. Am Ende der Ausatmungsphase wird sie zum Einatmen wieder an die Wasseroberfläche gebracht.

Zu Anfang stellt sich der Therapeut neben die Patientin und unterstützt sie ein wenig im Bereich der Beine und des Oberkörpers, so dass sie nun teilweise vom Auftrieb des Wassers und teilweise vom Therapeuten getragen wird. Der Therapeut geht dann im Wasser einige Schritte nach rechts und nach links. Dadurch gleitet die Patientin, ausgestreckt auf dem Wasser liegend, hin und her.

Wenn sie die körperliche Nähe zulassen kann, bringt der Behandler sie in eine Embryonalstellung, in der sie sich geschützt und geborgen fühlt. Er führt nun sanfte Drehbewegungen um seine eigene Körperachse nach links und nach rechts aus, wobei er die Patientin hin und her wiegend durchs Wasser bewegt.

Im Verlauf der Unterwasserbehandlung wird die Patientin ebenfalls so gehalten, dass sie sich geborgen, geschützt und umsorgt fühlt. In manchen Situationen braucht sie mehr Körperkontakt, in anderen wiederum mehr Distanz. Dies zu erspüren, ist Aufgabe des Therapeuten, der einerseits Nähe vermitteln muss und andererseits der Klientin nicht zu nahe kommen und ihre Grenzen verletzen darf.

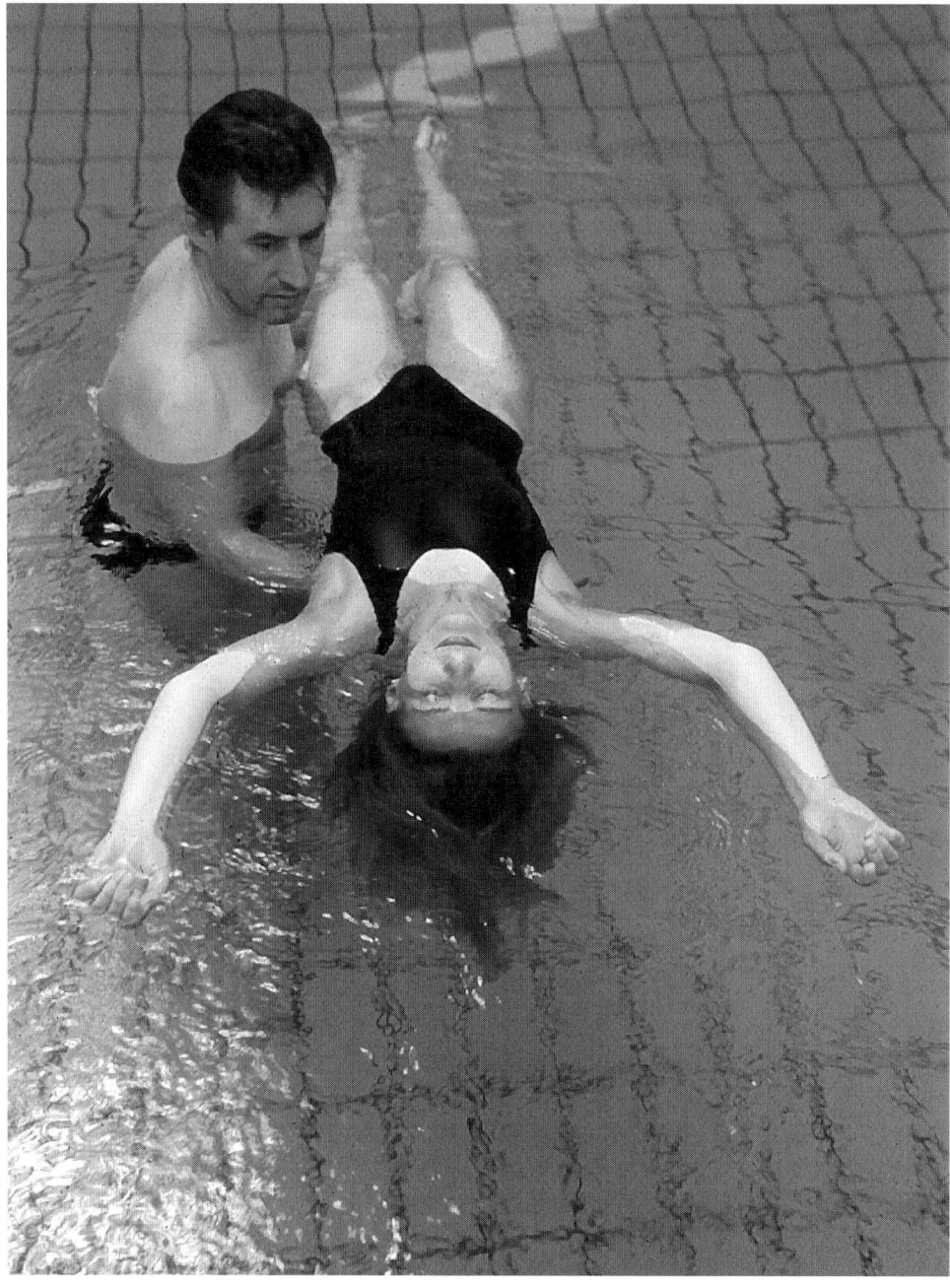

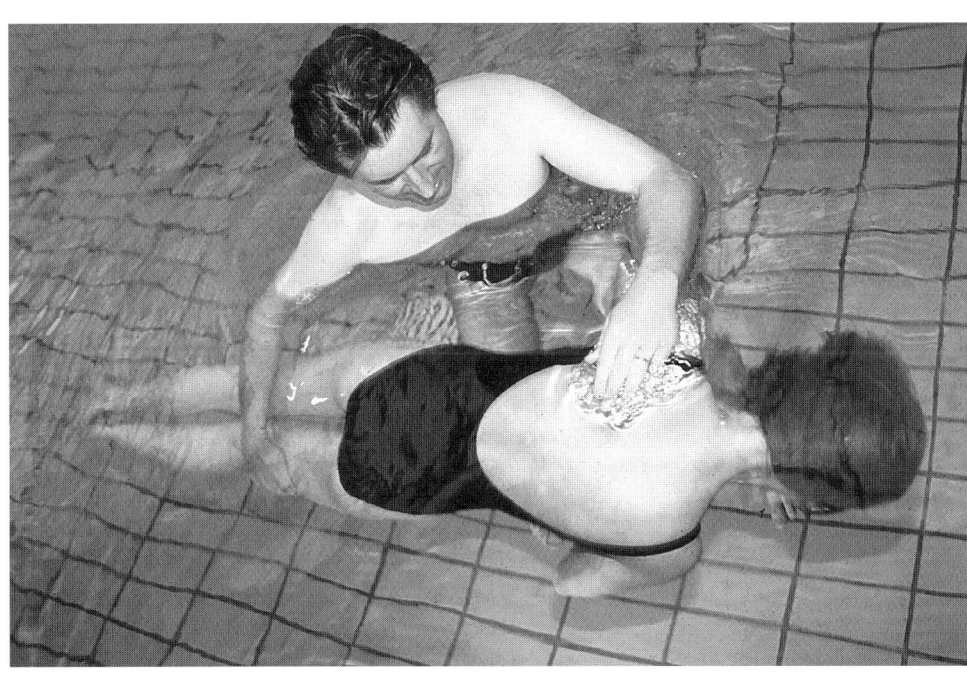
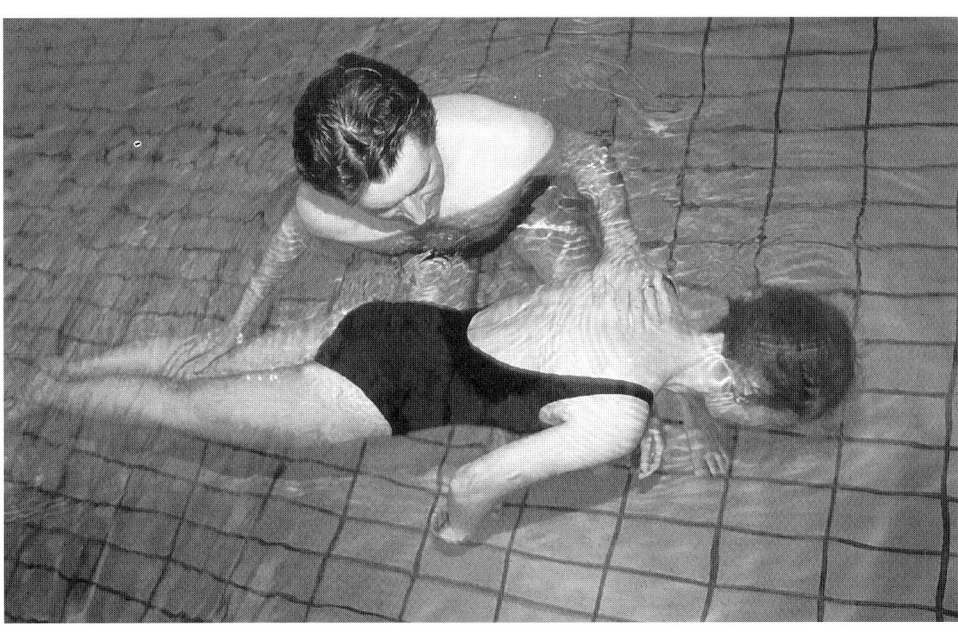

Langsam und behutsam wird die Klientin nun an die Therapie unter Wasser herangeführt. Die Betreffende liegt dabei weiterhin auf dem Rücken und sinkt in der Ausatmungsphase jetzt tiefer in das Wasser ein. Der Behandler kann jetzt damit beginnen, diesen Vorgang zuzulassen und zu begleiten. Am Ende der Ausatmung hebt er sie dann wieder vorsichtig über das Wasser, damit sie erneut einatmen kann. Nachdem der Therapeut den Atemrhythmus der Patientin zuvor genau beobachtet und sich auf ihn eingestellt hat, bringt er sie nach einem zuvor vereinbarten Zeichen (z.B. zweimaliges Drücken mit der Hand an der jeweils gerade gehaltenen Körperstelle) im weiteren Behandlungsverlauf dann aktiv unter Wasser. Es ist nun besonders wichtig – um es nochmals zu betonen –, gut darauf zu achten, dass sich die Klientin sicher, geborgen und körperlich sowie psychisch wohl fühlt.

Sobald sich geringste Anzeichen von innerem oder äußerem Angespanntsein bemerkbar machen, sollte der Therapeut zu sanft ausschwingenden, ruhigen Bewegungen auf dem Wasser und schließlich zum Begleiten und Führen des Atmens über Wasser zurückkehren.

Um auf den Entspannungszustand sowie die Atmung von Patienten richtig eingehen und auf ihre Bewegungsreaktionen adäquat reagieren zu können, muss sich der Therapeut auch selbst in einen entspannten Bewusstseinszustand versetzen, gleichzeitig jedoch wach konzentriert beim anderen bleiben.

Für Außenstehende, die einen therapeutischen Unterwasserprozess beobachten, erscheint die Phase des Ausatmens – unter Wasser – unglaublich lange anzudauern. Es kommt hier darauf an, dass sich der Therapeut in die Situation der Tauchenden gut einfühlt und sie in dieser Richtung nicht überfordert. Andererseits ist darauf zu achten, den anderen nicht kürzer, als er es eigentlich gewünscht hätte, unter Wasser zu lassen. Die Folge wäre in beiden Fällen eine Einschränkung der Entspannungstiefe.

## *Delphinbewegungen (stehende Wellen)*

Der Therapeut steht seitlich von der Klientin und unterstützt sie mit einer Hand im Nacken, zwischen den Schultern oder im Bereich der oberen Rückenpartie, mit seiner anderen Hand im Bereich des Steißbeins oder unter den Knien. Die Klientin liegt entweder zunächst ganz ruhig im Wasser oder gleitet, bewegt von den Händen des Therapeuten, langsam durchs Wasser.
Nun lässt der Behandler seine Klientin mit ihrem Kopf voraus an sich vorbeigleiten, bis er ihre Fersen und Knöchel mit seinen Händen bequem erreichen kann. Danach beginnt er langsam rückwärts zu gehen und zieht die Patientin an den Füßen hinter sich her. Während dieser Rückwärtsbewegung taucht er beide Füße mit gestreckten Armen unter das Wasser, hebt sie wieder an die Wasseroberfläche, taucht sie wieder nach unten usw. Auf diese Weise wird eine durch den ganzen Körper laufende wellenförmige Bewegung erzeugt. Die Klientin taucht dabei mit ihrem Kopf unter Wasser, für einen Moment wieder auf und dann wieder unter Wasser … Ihre Arme, in Verlängerung des Kopfes, nehmen ebenfalls an dieser Wellenbewegung teil. Anschließend lässt der Therapeut die Wellenbewegung langsam auslaufen. Er macht einen Schritt zur Seite, so dass die Patientin wieder neben ihn in eine entspannte Ruhelage gleitet, in der sie erneut von unten im Nacken- oder Schulterbereich und in der Steißbeingegend unterstützt wird.


## *Liegende Wellen*

Der Therapeut bringt die entspannt im Wasser liegende Klientin mit seinen Händen erneut in eine Bewegung kopfwärts. Sie gleitet an ihm vorbei, bis er ihre Fußknöchel und Fersen bequem fassen kann. Anschließend gibt er ihr ein Zeichen, dass er sie jetzt unter die Wasseroberfläche führen wird. Zunächst bewegt der Behandler sich nur einfach rückwärts und zieht die Klientin hinter sich her. Dann drückt er einen ihrer Füße weit nach unten, der andere bleibt in der Nähe des Wasserspiegels. Der Körper der Klientin dreht sich dabei zur Seite, während die Arme vom Gegenstrom des Wassers nach oben über den Kopf be-

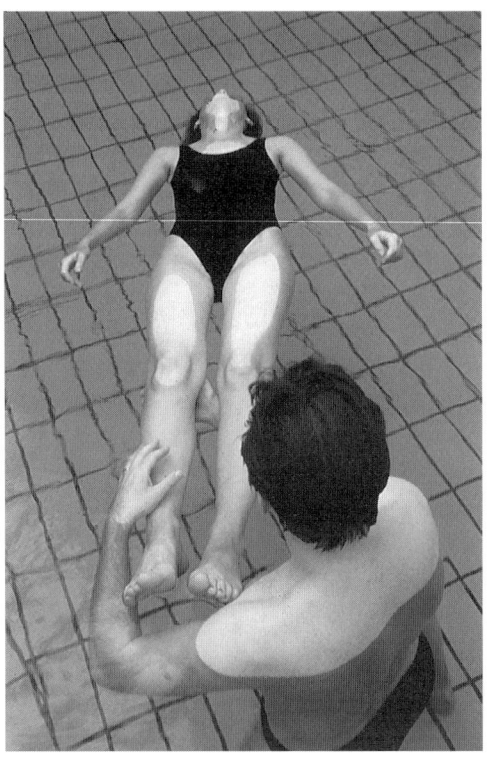

wegt werden. Danach bringt der Therapeut beide Füße wieder zusammen und führt im Rückwärtslaufen seitliche wellenförmige Bewegungen nach rechts und nach links aus, die sich unwillkürlich auf den Körper der Patientin übertragen. Gegen Ende dieses Ablaufs lässt er die Wellenbewegungen allmählich kleiner und langsamer werden und bringt die Klientin schließlich in die Ausgangslage zurück (siehe oben), in der sie, unterstützt durch seine Hände, wieder entspannt auf dem Rücken im Wasser liegt.

Dieser Bewegungsablauf wird anschließend oder zu einem späteren Zeitpunkt wiederholt. Aber dieses Mal dreht der Therapeut die Patientin in die andere Richtung, so dass sie jetzt zur linken Seite geneigt im Wasser liegt, falls sie die Übung zuvor in der rechten Seitenlage erlebt hat.
Manchmal kommt es vor, dass sich der Körper der Klientin bei der Seitwärtsneigung spontan nicht vollständig auf die Seite oder sogar über die Seitenlage

hinaus dreht und somit schräg im Wasser liegt. Dies kann für sie gerade besonders angenehm sein, deshalb sollte der Therapeut nicht versuchen, die Position zu verändern, sondern stattdessen die Beine der Patientin genau in dieser Position nach vorne und hinten bewegen, während er sie rückwärts gehend hinter sich herzieht.

In einer späteren Therapiephase ist es möglich, die Klientin bewusst in eine Schräglage zu bringen, und zwar in einem beliebigen Winkel zwischen Bauch- und Rückenlage, und dann die Übung in gleicher Weise wie oben beschrieben durchzuführen.

*Die Hände*

*Hände, ihr seid mein Vertrauen.*
*Ihr gebt mir Sicherheit,*
*gebt mir Impulse,*
*gebt mir einen Anstoß.*
*Ihr mutet mir etwas zu,*
*weil ihr glaubt,*
*dass ich mutig bin.*
*Aber ihr seid auch da,*
*wenn mir zuviel zugemutet wurde.*
*Ihr fangt mich auf.*
*So kann ich wieder*
*das Anfangen wagen.*
*Wenn ich mich gehalten weiß,*
*muss ich nicht länger un-gehalten sein.*
*Hände, auf euch ist Verlass.*
*So kann ich loslassen,*
*gelassen sein.*
*So finde ich Lösungen.*

*(Claudia Richter)*

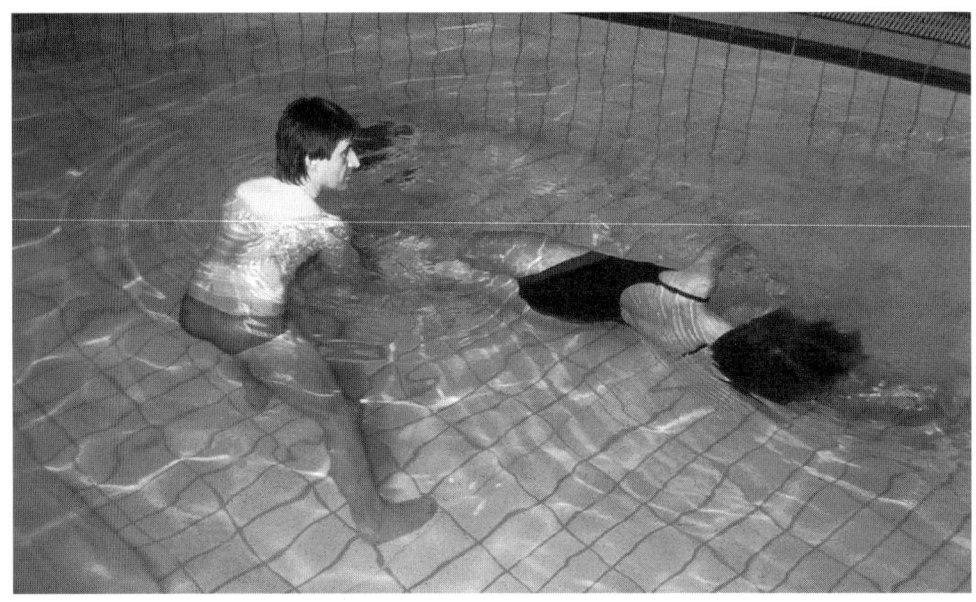

## Wellenbewegung in Bauchlage

Die Klientin wird auf dem Rücken liegend vom Therapeuten gehalten, unterstützt und beobachtet. Sobald sie entspannt, ruhig sowie regelmäßig atmet und die Ausatmungsphase im Verlauf der Behandlungssitzung ein wenig länger geworden ist, kann mit der Übung begonnen werden. Der Therapeut steht neben der Klientin und hält sie mit seinen Händen im Nackenbereich und im Bereich des Steißbeins. Die Klientin wird nun von ihm mehrmals atemsynchron, während der Einatmung kopfwärts und während der Ausatmung fußwärts, bewegt. Am Ende dieses Bewegungszyklus lässt er die Klientin kopfwärts an sich vorbei durchs Wasser gleiten, bis er mit den Händen ihre Füße erreichen kann. Mit der rechten Hand ergreift er nun von oben das rechte Sprunggelenk der Klientin und von unten mit der linken Hand das linke. Nachdem das vereinbarte Zeichen zum Untertauchen gegeben wurde (siehe Seite 76), dreht er sie durch sanften Zug an den Beinen auf den Bauch. Danach geht er rückwärts, zieht die Klientin mit sich, hebt und senkt dabei ihre Füße und erzeugt dadurch eine Wellenbewegung,

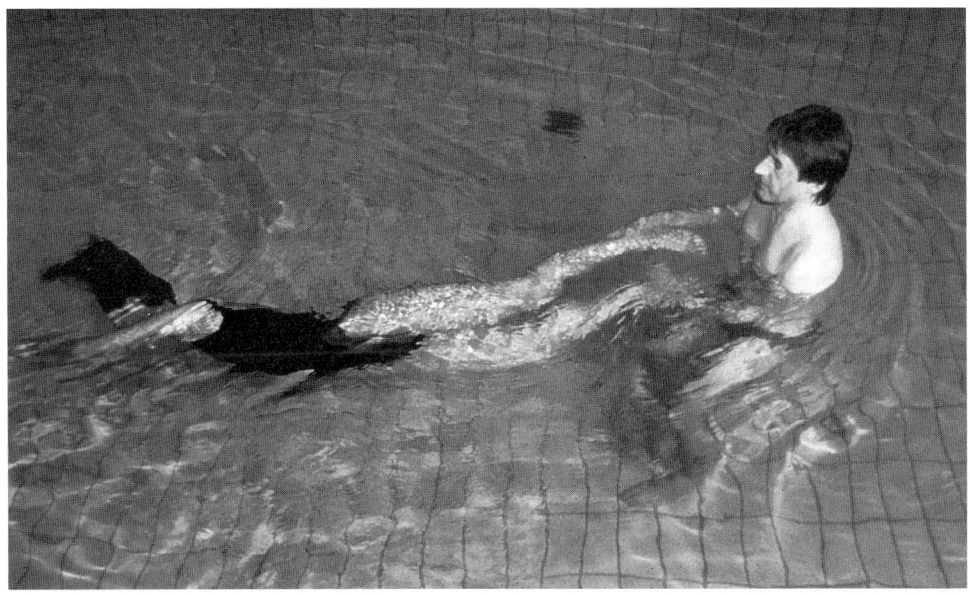

die sich durch den ganzen Körper der Klientin fortsetzt. Auch hier klingen die Bewegungen gegen Ende aus, bevor die Patientin wieder in eine Rückenlage gebracht wird. Der Therapeut tritt dabei zur Seite und wartet, bis die Klientin entspannt, vom Auftrieb des Wassers und seinen Händen getragen, vor ihm liegt.

## Seitlicher Wellenzyklus

Seitliche Wellen, wie sie auf dem Wasser ausgeführt werden können, sind auch im Anschluss an die senkrechten Wellen in Rücken- (Delphinbewegungen) oder Bauchlage möglich. Die Klientin wird zunächst in gestreckter Rückenlage auf dem Wasser an Fersen- und Fußknöcheln gefasst und vom Therapeuten, der langsam rückwärts geht, unter Wasser gebracht. Anschließend erfolgen sanfte seitliche Schlängelbewegungen nach links und rechts.
Die gleiche Übung kann im Anschluss daran auch in Bauchlage durchgeführt werden, bevor die Patientin wieder auftaucht.

## Kopfwärts gerichtete Wellenbewegungen

Die Patientin liegt entspannt auf dem Rücken, während der Therapeut sie, hinter ihrem Kopf stehend, mit einer Hand im Brustkorbbereich unterstützt. Die andere Hand liegt an ihrem Hinterkopf. Nun greift er mit einer Hand im Bereich des Scheitelpunktes die Haare der Klientin, zieht sie vorsichtig daran mit dem Kopf voraus unter Wasser und führt seitliche Bewegungen nach links und rechts aus, während er sich langsam rückwärts bewegt. Die andere Hand bleibt am Brustkorb oder umgreift sanft den Nacken.
Wie jeder Wellenzyklus, so mündet auch dieser am Ende wieder in eine entspannte Rückenlage auf dem Wasser.

## Spiralen unter Wasser

Der Therapeut steht seitlich zur Klientin, die entspannt auf dem Rücken im Wasser liegt. Sie wird vom Auftrieb des Wassers getragen und zusätzlich im Bereich der Kniekehlen und zwischen den Schultern mit den Händen unterstützt. Nachdem die Klientin durch das vereinbarte Zeichen auf das Untertauchen vorbereitet ist, zieht der Behandler ihre Knie zum Brustkorb und bringt die Klientin in eine Embryonalhaltung. Danach beugt er sich leicht nach vorn, bis sie in Seitenlage etwa kniehoch über dem Beckenboden im Wasser schwebt. Nun beginnt er mit einer Hand, die zwischen den Schultern der Klientin liegt, ihren Körper beckenwärts zu schieben. Mit der anderen Hand und dem Unterarm hält er sie gleichzeitig in der Kniekehle und führt ihren Körper in einer spiraligen Bewegung um seinen Unterarm herum. Am Ende dieser Bewegung löst sich die eine Hand von ihren Schultern. Der Therapeut führt seinen Unterarm schließlich zur Seite und zieht die Knie der Klientin mit nach oben. Er dreht sich dabei in dieselbe Bewegungsrichtung. Die gebeugten Knie der Klientin erreichen als erstes die Wasseroberfläche. Anschließend taucht der ganze, inzwischen gestreckte Körper, durch den Therapeuten leicht im Schulterbereich unterstützt, wieder aus dem Wasser auf. Die Bewegung läuft langsam aus, bis die Patientin schließlich zur Ruhe kommt und entspannt im Wasser liegt.

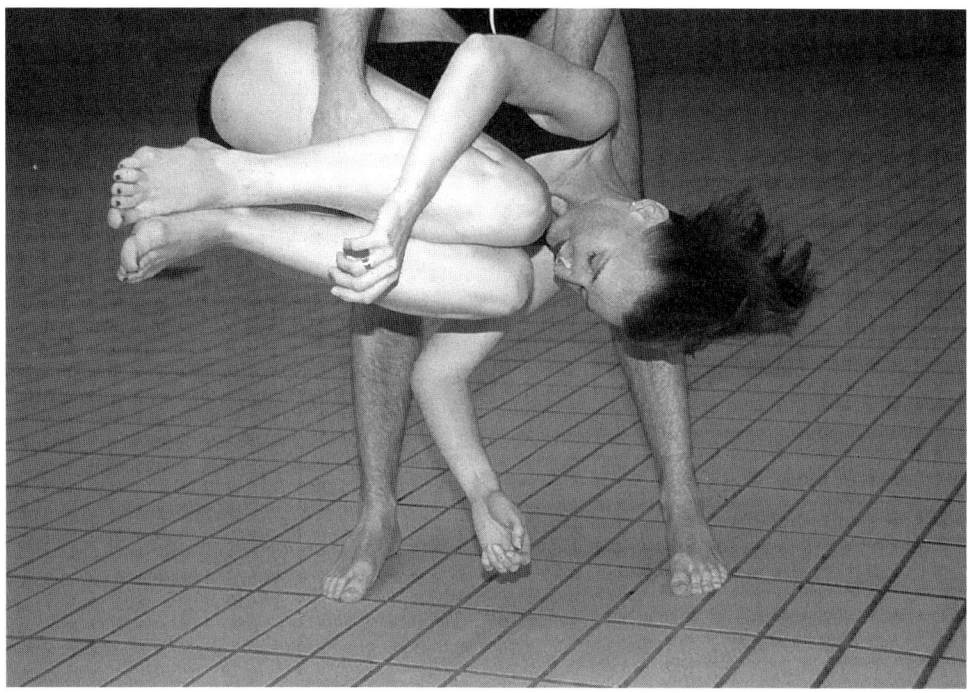

Die gleiche Übung kann auch ohne Drehung zur Seite in Form einer »stehenden« Spirale durchgeführt werden. Je nach körperlichen Größenverhältnissen von Klient und Therapeut ist es bei dieser Übungsvariante manchmal erforderlich, dass der Therapeut während der zweiten Phase der Körperdrehung selbst auch unter Wasser geht.

## Seitliches Rollen, Drehen durch das Wasser

Die Klientin befindet sich in gestreckter Haltung entspannt im Wasser. Ihre Arme liegen dabei am Körper an. Die Unterstützung des Behandlers erfolgt im Bereich der Schultern und des Steißbeins oder der Knie.
Zunächst führt und begleitet der Therapeut den Atem der Klientin, indem er ihr die Atemtiefe und die Atemphasen durch unterschiedlichen Druck seiner Hand,

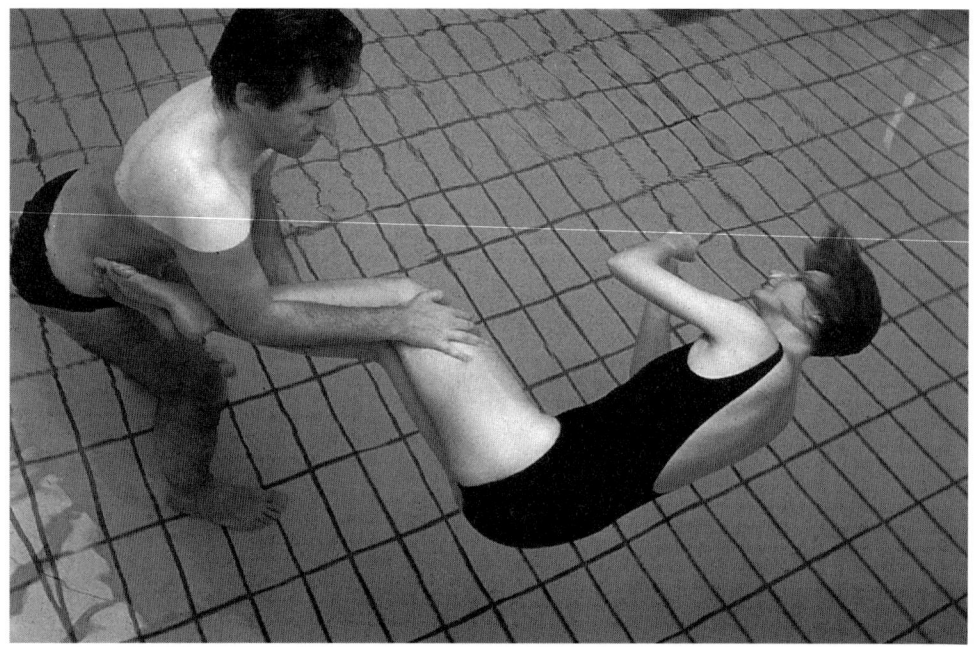

beispielsweise auf ihre Schulter, zurückmeldet und sie anschließend durch Ausdehnung der Loslassphase – langsame Druckminderung – mit seiner Hand einlädt, den Ausatemzug zu verlängern.

Am Ende einer Einatmungsphase gibt der Therapeut dann das vereinbarte Zeichen zum Untertauchen. Jetzt hebt er die Schulter und das Becken oder das Knie der ihm zugewandten Seite seiner Klientin an und bringt ihren Körper dabei in eine seitliche, von ihm weg gerichtete Drehbewegung. Sie dreht sich in gestreckter Körperhaltung einmal um ihre eigene Achse und atmet währenddessen entspannt langsam aus. Sobald sich das Gesicht der Patientin wieder der Wasseroberfläche zuzuwenden beginnt, kann der Therapeut, falls erforderlich, die Drehbewegung im Schulter- und Becken- bzw. Kniebereich sanft unterstützen.

Es ist möglich, dass diese Drehbewegung sehr leicht fällt und der Körper von selbst, vielleicht unterstützt durch einen eigenen spontanen Drehimpuls, in eine weitere Drehung eintritt. Diese Drehbewegung sollte dann vom Therapeuten unterstützt und begleitet werden.

Der spontane Impuls zu einer zweiten Drehung zeigt in der Regel, dass sich die Klientin wohl fühlt.

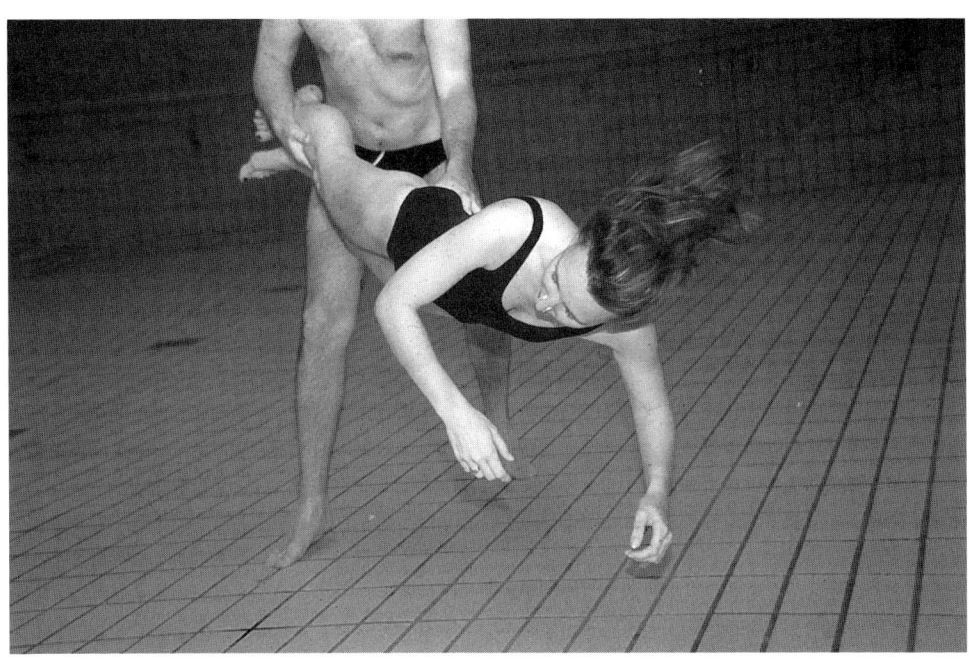
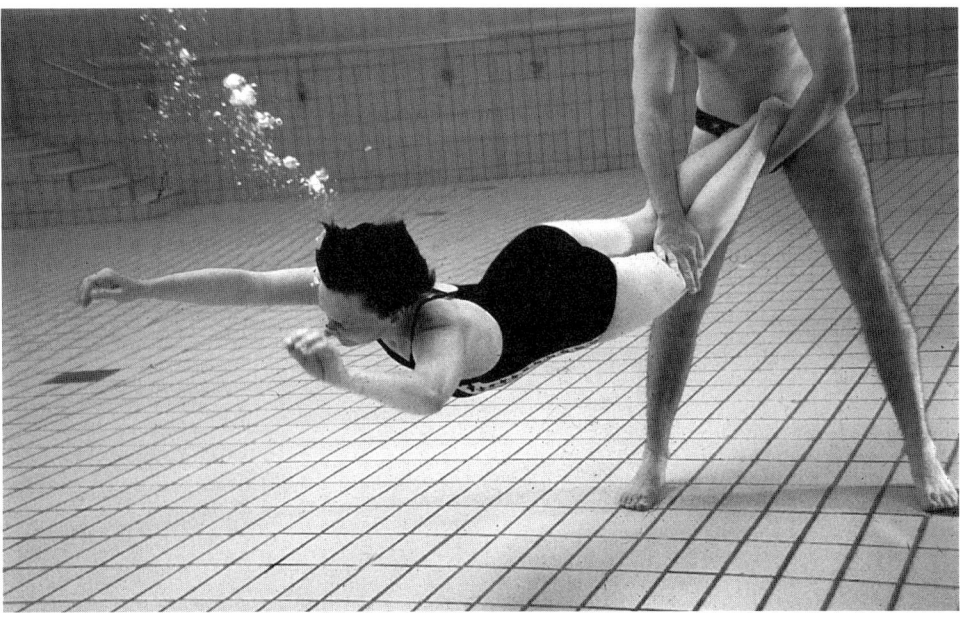

## Mit dem Oberkörper eintauchen

Die Kniekehlen der Klientin liegen auf Hand und Unterarm des Therapeuten. Gleichzeitig unterstützt er mit der anderen Hand die Brustkorb- oder Schultergegend. Sobald die Klientin bereit ist, das heißt, wenn sie sich sicher und entspannt fühlt, gibt der Therapeut das Zeichen zum Untertauchen. Er führt nun die eine Hand, die bisher den Oberkörper unterstützt hat, zu ihrem Brustbein. Mit sanftem Druck der Fingerkuppen oder auch der ganzen Hand bringt er den Oberkörper der Klientin weit unter die Wasseroberfläche. Wird der Körper durch die Auftriebskraft des Wassers wieder nach oben gehoben, unterstützt der Therapeut diese Bewegung, indem er einen Schritt zur Seite geht und die Patientin mit den Füßen voraus durchs Wasser zieht. Das Anheben der immer noch schräg mit dem Oberkörper nach unten im Wasser liegenden Klientin erfolgt durch die Gegenströmung des Wassers.

Wenn sich die Klientin während dieser Übung spontan nach hinten überstreckt, kann der Therapeut ihre Beine auch in die andere Richtung ziehen, wodurch die Patientin eine langsame, sanfte Überschlagsbewegung nach vorne mit ihrem Körper ausführt. Sie liegt danach mit dem Gesicht nach unten im Wasser. Der Therapeut stellt sich nun etwa in Fußhöhe neben die Klientin und nimmt mit seiner rechten Hand ihren linken Fuß und mit der linken Hand den rechten. Dann geht er im Wasser einige Schritte in die Richtung, in die die Füße der Klientin jetzt zeigen, und zieht sie hinter sich her. Während dieser Bewegung erreicht die Patientin wieder die Wasseroberfläche und dreht sich in die Rückenlage. Der Behandler lässt sie nun seitlich an sich vorbeigleiten, bis sie schließlich durch den Auftrieb des Wassers und vom Therapeuten im Schulter- sowie Steißbeinbereich gestützt wieder ruhig und entspannt im Wasser liegt.

## Drehung nach hinten mit gestrecktem Bein

Wie oben befindet sich der Behandler wieder in der Ausgangsstellung, das heißt neben der auf dem Rücken liegenden Patientin, und bewegt sie kopfwärts, bis er mit seinen Händen ihre Füße erreichen kann. Er fasst mit der einen Hand die Fersen bzw. Knöchel der Klientin und umgreift mit der anderen von der Seite her ihr Becken. Nach dem vereinbarten Zeichen zum Tauchen hebt er ihre Beine gestreckt aus dem Wasser, während er mit der anderen Hand das Becken nach unten ins Wasser drückt. Es kommt zur Beugung im Hüftgelenk, ihr Körper taucht tief ins Wasser ein, Kopf und Oberkörper bewegen sich langsam immer weiter nach hinten und nach unten, bis ein Wendepunkt erreicht ist. Die Klientin kommt mehr und mehr in die Bauchlage. Durch den Auftrieb des Wassers schwebt der Körper mit dem Rücken wieder der Wasseroberfläche zu. Dort ergreift der Therapeut mit seiner rechten Hand den linken und mit der linken Hand den rechten Fuß, macht nun einige Schritte rückwärts und zieht die auf dem Bauch liegende Patientin mit sich. Bei diesem Vorgang dreht sie sich auf den Rücken und kehrt somit wieder in die entspannte Wasserlage zurück.

## Spiralen im Liegen kopfwärts

Die Klientin liegt in gestreckter Haltung auf dem Rücken entspannt im Wasser. Der Therapeut beginnt eine fußwärts gerichtete Bewegung. Die Patientin gleitet durchs Wasser an ihm vorüber. Die Arme werden dabei durch den Gegenstrom des Wassers nach oben über den Kopf bewegt. Sobald der Therapeut ihre Hände mit seinen Händen bequem erreichen kann, ergreift er mit seiner rechten Hand die linke Hand der Patientin und mit seiner linken ihre rechte. Er selbst geht nun rückwärts und zieht den Körper hinter sich her. Die dadurch entstehende spiralige Drehbewegung wird vom Therapeut zusätzlich aktiv verstärkt.
Wenn sich die Klientin leicht und fast ohne aktives Zutun des Therapeuten um die eigene Achse dreht, kann der Therapeut nach erfolgter Drehung seine Hände lösen, umgreifen, und die Klientin erneut fassen, um zu einer zweiten Spirale anzusetzen. Anschließend tritt er etwas zur Seite und lässt sie an sich vorbeigleiten, bis sie wieder entspannt auf dem Rücken liegt.

## Stehende und liegende Wellen kopfwärts

In gleicher Weise können auch kopfwärts gerichtete wellenförmige Bewegungen durchgeführt werden. Wie bei der Übung zuvor lässt man den Körper fußwärts gleiten. Nun fasst der Therapeut mit seiner rechten Hand die rechte Hand der Klientin und mit seiner linken ihre linke Hand. Er geht im Wasser langsam rückwärts und zieht den Körper hinter sich her. Währenddessen führt er mit den Händen leichte seitliche Wellenbewegungen nach rechts und links durch, denen schließlich stehende Wellen – Bewegungen nach oben und unten – folgen. Zusätzlich oder stattdessen können auch kreisförmige Handbewegungen ausgeführt werden, so dass sich beim Rückwärtsgehen Wasserspiralen bilden, die sich im Körper der Klientin fortsetzen.

## Langsame Rückkehr

Zu Beginn der Rückkehrphase liegt die Klientin wieder ruhig und entspannt auf dem Rücken. Der Therapeut steht neben ihr und berührt sie im Nacken sowie am Steißbein. Er bewegt sie noch einige Male in ihrem Atemrhythmus fußwärts und kopfwärts hin und her. Falls bis jetzt Schwimmkörper verwendet wurden, entfernt er sie. Nun unterstützt der Therapeut nur noch mit einer Hand den Oberkörper bzw. Nacken, während die Beine zu Boden sinken und der Körper langsam aus dem Liegen wieder in eine aufrechte Position kommt. Sobald die Füße den Boden des Schwimmbeckens erreicht haben, wird die Klientin nur noch sanft im Schulter- oder Rückenbereich gehalten. Sie ist jetzt völlig locker und entspannt, atmet tief ein und aus und lässt sich in senkrechter Haltung vom Wasser tragen.
Anschließend begleitet der Therapeut seine Patientin zum Beckenrand, wo sie Hände, Unterarme und Ellbogen auf den Rand legt. Sie kann nun das Kinn in die gefalteten Hände legen und mit geschlossenen Augen einfach nachspüren.
In dieser Nachspürphase hält der Therapeut den Kontakt zur Klientin in einer Weise aufrecht, wie es für sie angenehm ist. Er kann sie beispielsweise am Ellbogen oder an der Schulter berühren. Vielleicht streicht er auch mit einer

Hand langsam an ihrem Rücken vorbei nach unten, ohne sie dabei zu berühren. Dadurch erzeugt er feine Wasserwirbel, die dazu verhelfen, den Körper weiterhin intensiv wahrzunehmen. Eventuell hält er sie auch am Ellbogen und an der Schulter oder legt seine Hand etwa in Herzgegend auf ihren Rücken. Seine Aufgabe ist es nun, für Fragen und Rückmeldungen zur Verfügung zu stehen sowie auf das entspannte Ausatmen und das körperliche Lockerlassen der Klientin zu achten.

Im Anschluss an die Wassertherapie kann es sinnvoll und für die Klienten angenehm sein, noch einige Zeit entspannt und wie schwerelos im Wasser zu »schweben«. Da der Auftrieb des Wassers nicht ausreicht, um sie über Wasser zu halten, benötigt man zu diesem Zweck eine Schwimmhilfe. Jemand, der den Boden des Schwimmbeckens nicht berühren möchte, kann Schwimmärmel anlegen oder sich auf ein Schwimmbrett setzen. Auf dem Schwimmbrett sitzend »schwebt« er dann beim Einatmen ein wenig nach oben und sinkt beim Ausatmen wieder tiefer ins Wasser hinein. Diese Bewegung wird von vielen Menschen als sehr wohltuend empfunden.
Nach jeder Wasserbehandlung findet ein anschließendes Gespräch statt, in dem die Gefühle, Gedanken, Bilder usw., die während des Aufenthaltes im Wasser aufsteigen, ausgesprochen und je nach Therapiestadium durchgearbeitet werden.

Übungen, die Sie ohne Therapeuten – allein oder aber gemeinsam mit einem Partner – durchführen können, finden Sie in diesem Buch auf Seite 110ff.

*Das Wasser*

*Wasser, du wirst jetzt mein Element.*
*Du wirst mir wesentlich –*
*ich werde dir wesentlich.*
*Du bist warm und weich.*
*Du berührst mich,*
*damit ich mich berühren lasse.*
*Du streichelst sanft*
*die ganze Sehnsucht meiner Haut.*
*Du hilfst mir,*
*mich und meine Grenzen*
*im all-seitigen Kontakt*
*wahrzunehmen,*
*mich zugleich aber auch*
*dir grenzen-los hinzugeben.*
*Du trägst mich,*
*du kannst mich ertragen.*
*In dir kann ich*
*mich leicht fühlen,*
*das Schwere verlieren.*
*Die Leichtigkeit macht mich frei,*
*gibt mir Mut,*
*mit fast vergessenen*
*oder noch unbekannten Möglichkeiten*
*der Bewegung zu spielen.*
*In der Tiefe*
*wortlos*
*nach innen blickend*
*das Eine finden.*

*(Claudia Richter)*

# IPEG-Verfahren zur Entspannung und Körperpsychotherapie im Wasser

## Phasen der Behandlung

1. Gewöhnung an das Wasser
2. Entspannung, Loslassen
3. Atmungsvertiefung
4. Intensivierung vegetativer Prozesse
5. Auflösung fixierter Körperhaltungen und Bewegungsmuster
6. Zusätzliche Entspannungsvertiefung
7. Zugang zu tiefen inneren Persönlichkeitsschichten und Erlebnisräumen
8. Spontane Körperreaktion auf vorgegebene Bewegungsmuster
9. In Ruhe gehalten und begleitet werden
10. Gipfelerlebnisse, positive Regressionserlebnisse
11. Inneres Verarbeiten, Reifen-Lassen
12. Langsames Zurückkommen
13. Ankommen am Beckenrand
14. Die Phase danach
15. In Kontakt bleiben, ausatmen, sich weiter vom Wasser tragen lassen
16. Rückmeldung des Klienten
17. Kurze Nachbesprechung
18. Ruhephase
19. Selbständige Verarbeitung durch den Klienten
20. Therapeutische Nachbearbeitung

# Wie wirkt sich die Wassertherapie auf unseren Körper und unsere Psyche aus?

## Persönliches Erleben

Durch die Körpertherapie im warmen Wasser wird für Menschen ein Zugang geschaffen zu den Urmustern der Bewegung ohne Schwerkraft, die wir alle im Mutterleib selbst erlebt und im Laufe unseres Lebens wieder vergessen haben (siehe auch Seite 8 und 39ff.). Urpotentiale, beispielsweise ein ozeanisches Bewusstsein, das Gefühl, mit dem gesamten Kosmos eins zu sein, und andere Bewusstseinszustände (u.a. das Wissen um die eigene Kraft und Energie), wie sie auch der Bewusstseinsforscher Stanislav Grof beschreibt, werden durch die Urbewegungen (Wellen, Spiralen etc.), die der Therapeut passiv mit dem Klienten ausführt, wieder bewusst.

Zu Anfang der Wassertherapie ergeben sich lediglich Erfahrungsqualitäten, wie wenn man nach einem anstrengenden Tag ein warmes Bad nimmt. Mit zunehmender körperlicher Entspannung findet dann auch im psychischen Bereich ein Prozess des Loslassens und des Innerlich-ruhig-Werdens statt. Alles um einen herum wird weniger wichtig und tritt mehr und mehr zurück. Man kommt langsam zu sich selbst.

Selbst Ungeübte können durch das Verfahren Entspannungszustände zuverlässig erreichen und diese Erfahrung auf das Erlernen anderer Entspannungsmethoden übertragen. »Ich hätte nie gedacht, dass ich mich überhaupt irgendwann einmal entspannen könnte. Kurz vor der Therapie fragte ich mich noch, was ich da wohl machen muss, um mich zu entspannen. Ich habe schon vieles ausprobiert, beispielsweise Autogenes Training und Yoga, doch bei keiner Methode entspannte ich mich so gut wie hier im Wasser. Ich fühlte mich wie in einem warmen Teich, umgeben von Pflanzen und Tieren ... es war wunderschön ...«, berichtete eine Klientin der Körper- und Bewegungstherapeutin Claudia Fahrländer.

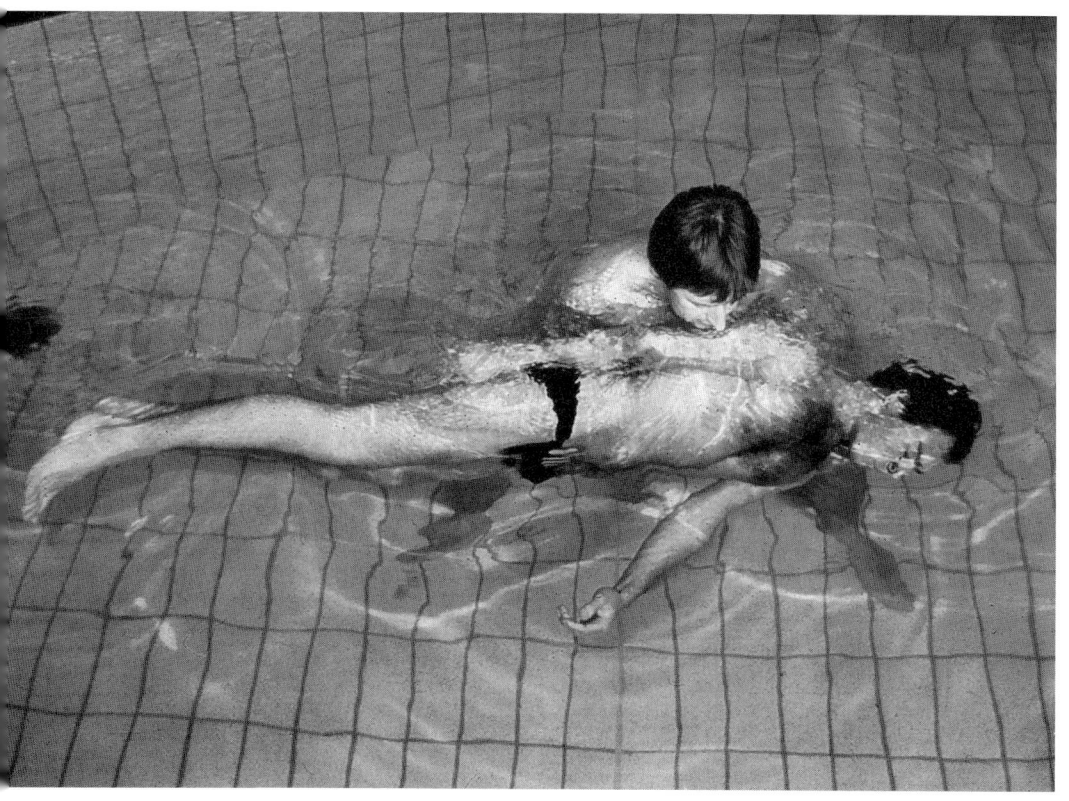

Wie in den Isolationstankversuchen, die seinerzeit John C. Lilly (siehe Seite 53 und 128f.) durchführte und beschrieb, kommt es auch bei der Körperarbeit im Wasser zu einer sensorischen Deprivation – allerdings ist sie in diesem Ausmaß hier nicht erforderlich. Auch wenn die Geräusche des Wassers, durch das der Klient bewegt wird, und der Druck der Hände des Therapeuten wahrgenommen werden, ist eine intensive körperliche Entspannung und damit einhergehendes innerliches Loslassen sehr gut möglich. Erst die Bewegung durch das Wasser und die Hände des Therapeuten machen verbliebene körperliche Restanspannung bewusst, die dadurch schließlich aufgelöst werden kann. Dies mag eine Erklärung dafür sein, dass einige Menschen im Samadhi-Tanks, einem ähnlichen Tank, mit dem auch schon John C. Lilly arbeitete und der in den siebziger Jahren als Traumtank berühmt wurde, nicht vollständig entspannen können.

## Von intensiver Entspannung bis hin zu tiefen Persönlichkeitsebenen

Der im Verlauf der Behandlung auftretende intensive Entspannungszustand wird als ein Zustand der inneren Ruhe, Kraft und Gelassenheit erlebt.

Viele Klienten fühlen sich völlig schwerelos schwebend oder so, als seien sie in den Mutterleib zurückgekehrt. Andere erleben sich wie auf einer Zeitreise oder im All schwebend.
Eine Patientin formulierte ihre Erfahrungen mit folgenden Worten: »Was mich am meisten faszinierte, war die durch den Körperkontakt entstandene Nähe zur Therapeutin und das damit verbundene Vertrauen, sich ganz auf eine › innere Reise‹ einzulassen, sich einfach loszulassen, um in den sicheren Armen ... in dem warmen, nährenden Element Wasser vom Alltag, von den momentanen Gedanken abzuschalten. Es war eine wundervolle Erfahrung, getragen und gehalten zu werden. Während meiner Therapie tauchten viele Bilder, Erinnerungen an das Kleinkindalter, an das Getragen- und Getröstetwerden durch die Mutter auf, ich weinte heftig.« (Denise Weyermann)

Solche Erlebnisse eröffnen für den Übenden einen Zugang zu tieferen Persönlichkeitsschichten. Beispielsweise kommt es auch zu Regressionserlebnissen. Viele Menschen erzählten nach solchen Erfahrungen von Erinnerungen und Bildern aus ihrer Vergangenheit. Dadurch wurden bei manchen frühkindliche traumatische Erlebnisse oder andere unangenehme Erinnerungen zugänglich gemacht. Meist erinnert man sich an früher einmal erlebte Erholungs- und Glückszustände aus der Kindheit. Andere berichteten, dass sie von vornherein an einen speziellen inneren Platz bzw. Raum vorgedrungen seien, von dem aus sie einen Zugang zu ihren eigenen, bisher für sie verborgenen Kräften hätten und sich ganz eins mit sich selbst fühlten. In der Regel werden diese Erinnerungen durch den Zustand der Geborgenheit im warmen Wasser und durch den Kontakt mit dem Therapeuten wieder aufgelöst und die Klienten kehren zu positiven Erlebniszuständen zurück.
Nach der zweiten Wassersitzung gab mir die 34-jährige Renate W. die Rückmeldung, sie sei vor der ersten Therapiestunde aufgeregt gewesen und

habe sich gefragt, was passieren würde, ob sie loslassen könnte, alles richtig machen würde. Doch bereits nach kurzer Zeit sei die Atmung ruhig geflossen – wie von selbst. Sie sei innerlich ruhig geworden, habe mehr und mehr loslassen können. »Gelassenheit breitete sich in mir aus, meinem Körper war so wohl, wie ich es noch nie erlebt habe. Ich konnte tief ausatmen – wie noch nie –, es atmete wie von selbst ganz tief ein und aus. Energie strömte durch meinen ganzen Körper, die Atmung floss ruhig, ich wurde innerlich ruhig und gelassen, ein Gefühl von Glück und Zufriedenheit, wie ich es noch nie erlebt habe, durchströmte mich.«

Im Anschluss an diese Sitzung konnte Renate W. endlich wieder einmal ganz tief und fest durchschlafen.

Bereits während der zweiten Therapiestunde gelang es ihr, in tiefere, bisher verborgene Persönlichkeitsebenen vorzudringen und dabei auch ihre eigene Kraft und Stärke »neu« zu entdecken: »Sobald ich im Wasser lag, war alles Schwierige weg, ich konnte geschehen lassen. Jetzt endlich habe ich erlebt, warum meine Kinderlosigkeit mein eigenes Frauenbild › verrückt‹ hat, warum für mich der Umgang mit der Gesellschaft so schlimm und schwierig war, warum ich durch die Arbeit alles zudecken wollte. Nun bin ich stark genug, es auszugraben. Meine schwierigsten inneren Orte sind jetzt die Orte der Kraft.«

Frau W. erlebte die Psychotherapie so, als ob sie dabei eine alte Last ablegen konnte, sich ihre Haut schälte, um sich dadurch immer näher zu kommen und zu ihrem inneren Kern vorzudringen. Glückliche Kindheitserinnerungen stiegen auf. »Mir werden aber auch schwierige Erinnerungen bewusst, jetzt wo ich mich viel sicherer, viel stärker fühle. Vorher bin ich im Dunkeln getappt, jetzt weiß ich, warum mein Selbstwertgefühl nicht vorhanden war und ich mich so unsicher fühlte.«

Nicht selten erzählen Menschen auch von »spontanen Gipfelerlebnissen« (nach Abraham Maslow 1977), die während der Wassertherapie eintraten. Stanislav Grof (1979) berichtet von Erfahrungen, bei denen eine Ausdehnung oder Erweiterung des Bewusstseins über die gewöhnlichen Ich-Grenzen und die Grenzen von Raum und Zeit hinaus erfolgt. Weiterhin entfalten sich »immer tiefere Schichten des Unbewussten« und sogenannte »Landkarten des Bewusstseins«.

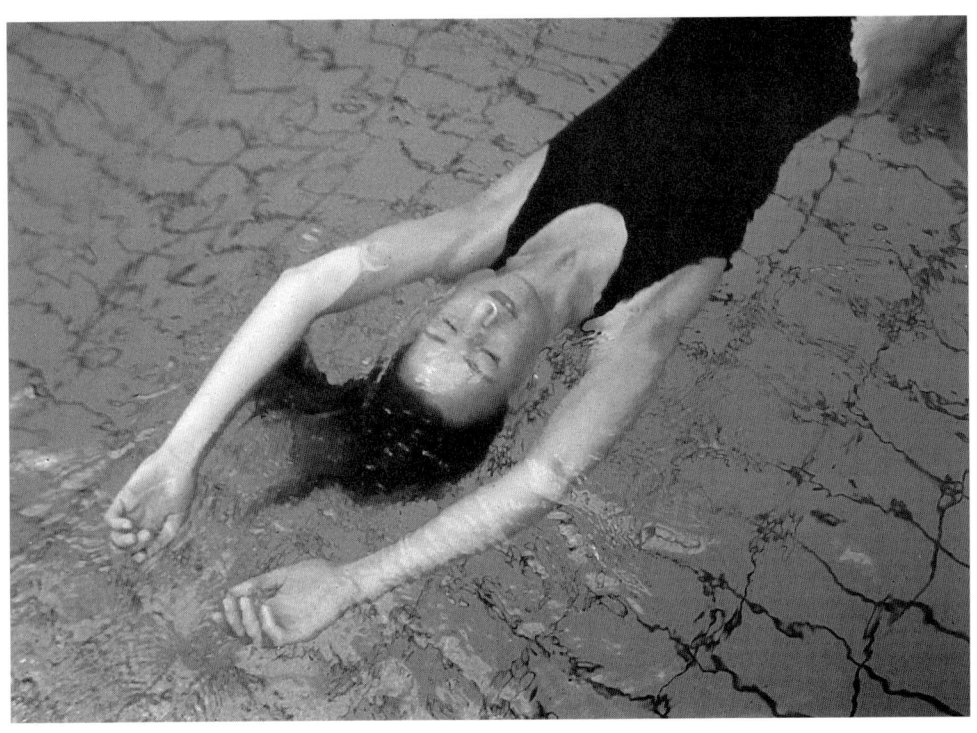

*Durch das Flussbett meines Ichs bahnen sich Gefühle und Gedanken in Strudeln, sich überschlagenden Wellen, kleinen Spiralen und Mäandern einen Weg in die Tiefen meiner Seele, dort, ganz tief unten, im Innern meines Seins, wo das Licht den Schatten trifft, wo die größte Einsamkeit neben dem All-Ein-Sein in der Höhle des Geheimnisses der »Condition humaine« sitzt und mit ihm redet, dort, ganz tief unten, komme ich zur Ruhe in den schaukelnden Wogen des Urgrundes allen Seins.*
*Wasser: Was du kannst, das kann ich auch, denn auch meine Gedanken fließen ständig, meine Säfte fließen im Dienste des Lebens, meine Gefühle weichen mich auf, erweitern meine Grenzen und resonieren mit den Gefühlswellen der anderen. Ich bin ein Tropfen im Menschenmeer: bewegt, berührt, begleitet.*
*Dank dir, Wasser, lebe ich im Wissen um den Ort der ewig bewegten Ruhe.*

*Wasser*

*Blaue Weite*
*dichter und fassbarer*
*als die des Himmels.*

*In ihr*
*mein Körper*
*schwerelos*
*ein großer, bewegter Tropfen*
*in der stetig wogenden Welle des Lebensflusses.*

*Dort, bewegt, berührt und begleitet*
*durch die sanfte Kraft meiner Partnerin,*
*tauche ich ein und gebe mich hin den Gesetzen*
*Deines Reiches: Strudeln, Spiralen, Wellen und Mäandern*
*fließen durch mich hindurch, bis ich diesem steten Bewegungsfluss,*
*dem Geheimnis deiner bewegten Ruhe begegne.*

(Therapieerlebnisse einer Klientin, von Denise Weyermann festgehalten.)

Durch die Therapie im warmen Wasser kommt es zu einer Reihe von körperlichen, seelischen und geistigen Veränderungen, wie sie durch andere Methoden und Verfahren nicht so schnell, und in der Regel auch nicht so intensiv, zu erreichen sind. Solche Effekte treten bei den verschiedenen Klienten in unterschiedlichen Bereichen und ungleich stark auf. Aus diesen Veränderungen ergeben sich auch die jeweiligen Anwendungsbereiche, in denen sich die IPEG-Therapie und andere Formen der Behandlung im Wasser erfolgreich einsetzen lassen.

Im Laufe der Therapie können Alpha-Entspannungszustände erreicht werden. Alpha-Zustände sind entspannte Erlebniszustände zwischen Wachen und Schlafen, bei denen sogenannte Alpha-Wellen im EEG (Hirnstrommessungskurven) aufgezeichnet werden. Sie können bereits auftreten, wenn man die Augen schließt und sich innerlich kurz einmal entspannt. Besonders durch Meditation

und Hören von bestimmter Musik lassen sich Alpha-Zustände auslösen. Man erlebt dabei eine innere Ruhe und Gelassenheit oder meditationsartige Bewusstseinsebenen.
Manchmal tauchen innere Bilder und Erinnerungen aus früheren Lebenszeiten auf oder man erfährt einen Zugang zu besonderen Einsichten bei bestimmten Problemen. (Verein für Humanistische Psychologie, 1980)

Die psychophysische Verfassung verbessert sich, das heißt, die Klienten erlangen einen Zustand körperlichen und innerlichen Wohlbefindens.

Die »Entfremdung vom inneren Selbst« (Erich Fromm) wird nach und nach aufgelöst, so dass eigene Bedürfnisse und körperliche Befindlichkeiten, wie Anspannung, Übermüdung, aber auch Lust und Freude, bewusst werden. Durch eine verbesserte Selbstwahrnehmung, beispielsweise von körperlicher Anspannung – verursacht durch den alltäglichen Stress oder ganz bestimmte Situationen – sowie die Entwicklung einer gelasseneren inneren Grundhaltung, die es ermöglicht, im Alltag besser mit sich selbst und seinen Energien umzugehen, ergeben sich dann erste Schritte in Richtung gesundes Verhalten und somit zur Krankheitsvermeidung.
Immer wieder zeigt es sich, dass das Wissen um gesundheitsfördernde Praktiken allein meist nicht ausreicht, um Verhaltensänderungen herbeizuführen. Häufig kann erst eine Integration dieses Wissens in die tiefgreifende Erfahrungswelt eines Menschen letztendlich zu Persönlichkeitswachstum und Verhaltensänderungen führen.

Ein an das Wassererlebnis anschließendes Patienten-Therapeuten-Gespräch kann die psychische Verarbeitung unterstützen und Bewältigungsstrategien bzw. Handlungsalternativen entwickeln helfen.

## Körperliche Effekte

Im Zusammenhang mit dem während der Behandlung zunehmenden psychischen und körperlichen Entspannungszustand verringert sich die Atemfrequenz. Die Atmung vertieft sich, und es stellt sich mehr und mehr eine entspannte Bauchatmung ein. Zwischen der Ein- und Ausatmungsphase tritt spontan eine Pause auf. Eine solche Dreiteilung der Atemphasen ist schon bei entspannten Säuglingen häufig zu beobachten. Im Erwachsenenalter kommt sie in unserem modernen Zivilisationsalltag nur selten vor. Wenn wir beispielsweise beim Baden zu Hause einmal ganz abzuschalten und dabei vielleicht mit Kerzenlicht und Tee entspannender Musik lauschen, können wir ähnliches beobachten.

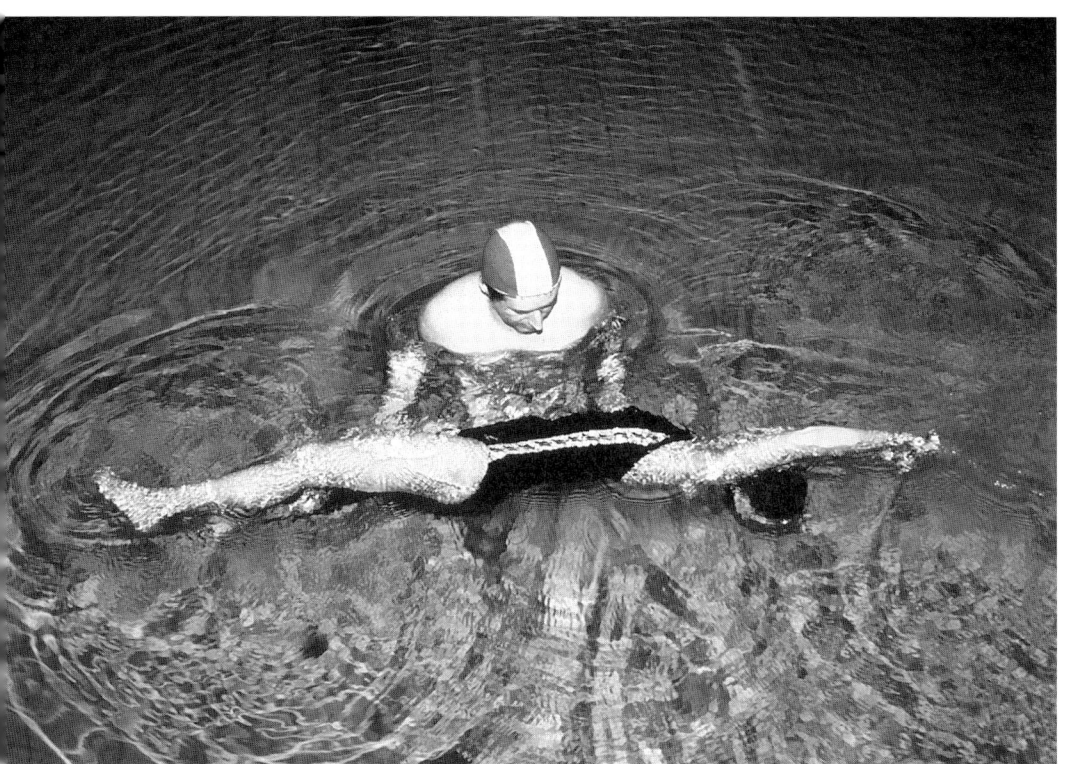

Im Laufe der Körpertherapie im warmen Wasser senkt sich der Blutdruck, die Herzfrequenz verringert sich und der Gesamtenergiebedarf des Körpers wird herabgesetzt. Gelingt es uns, völlig loszulassen, ganz besonders, nachdem wir kurz einmal mit dem Gesicht ins Wasser eingetaucht sind, werden ähnliche Veränderungen auch zu Hause bei einem warmen Vollbad auftreten.

Durch eine Spannungsreduzierung der Gefäßmuskeln steigert sich die Hautdurchblutung. Im vegetativen Nervensystem wird der Parasympathicus, der Erholungs- und Verdauungsnerv, angeregt. Dadurch kommt es auch zur Durchblutungssteigerung der inneren Organe und zu vielfältigen Erholungs- und Regenerationsprozessen im Körper, wie sie sonst nur während des Schlafs stattfinden.

Im von Eile, Überlastung und Reizüberflutung geprägten Alltag der westlichen Welt ist die Grundspannung der Muskeln meist deutlich erhöht. Durch den innerlichen Entspannungsprozess während der Wassertherapie ergibt sich auch eine Entspannung im muskulären Bereich. Manche Menschen behalten jedoch zunächst noch eine Restspannung in ihren Muskeln zurück, deren sie sich nicht bewusst sind. Durch die sanften Berührungen seitens des Therapeuten und die Bewegungen im Wasser findet eine bessere Rückmeldung über diese noch verbliebenen Spannungen und ein spontanes Loslassen statt.
Das Nachlassen der Muskelanspannung tritt während der Therapie meist recht bald auf und bleibt auch für einige Zeit danach bestehen. Die meisten entwickeln über die Therapie hinaus sehr bald eine entspannte und gelassene Lebensgrundhaltung und können die Fähigkeit zur Entspannung in den Alltag integrieren. Sie sind somit in der Lage, auch außerhalb der Wassertherapie, zum Beispiel in sehr stressigen Situationen, Spannungen wahrzunehmen und loszulassen.
Bewusster oder unbewusster Stress führt zu innerlicher Anspannung und damit auch zu körperlicher Verspannung. Auf Dauer kommt es dadurch zu Störungen im Bereich des autonomen Nervensystems. Die natürlichen körperlichen und psychischen Rhythmen wie Schlafen und Wachen, Anspannung und Entspannung, Leistung und Erholung werden gestört und gehen schließlich ganz verloren. Dies ist zum Beispiel der Fall, wenn sich jemand müde und erschöpft fühlt, aber einfach nicht einschlafen kann. Die weitere Folge ist ein Auftreten von sogenannten funktionellen Störungen. Dies sind Zustände, bei denen die Betrof-

fenen unter verschiedenen körperlichen Symptomen leiden und den Arzt aufsuchen, dieser aber nichts finden kann, was die massiven Beschwerden erklären könnte.

Wenn zu diesem Zeitpunkt keine Stressbewältigungsmaßnahmen ergriffen werden, kommt es schließlich zu organischen Schäden und zu Krankheiten wie Magengeschwür, Bluthochdruck usw.

---

**Stress**
⇩
**Innere Anspannung**
⇩
**Körperliche Verspannung**
⇩
**Störung im Bereich des autonomen Nervensystems**
⇩
**Störung körperlicher und psychischer Rhythmen**
⇩
**Verlust des natürlichen Rhythmus (Spannung/Entspannung)**
⇩
**Funktionelle Störung**
⇩
**Organische Schäden**
⇩
**Krankheit**

---

Nur wenn es gelingt, sich auch der in unserem Alltag immer wieder unwillkürlich auftretenden Muskelanspannung mehr und mehr bewusst zu werden, können wir Strategien entwickeln und umsetzen, um solche Verspannungen zu vermeiden oder abzubauen, und somit stressbedingten Krankheiten entgegenwirken.

Körperliche Fehlhaltungen, wie beispielsweise das leicht nach vorne Gebücktsein eines Menschen, der sich stark belastet und überanstrengt fühlt, und die damit einhergehenden Muskelverspannungen werden während der Wassertherapie zunächst deutlicher bewusst, als es im üblichen Alltag möglich wäre. Während und zumindest bis kurz nach der Therapie sind der angenehm entspannte körperliche Zustand einer aufrechten lockeren und geraden Körperhaltung und die damit verbundene innerliche Entspanntheit und Leichtigkeit dem Betreffenden bewusst. Diesen positiven Zustand, den jemand im Verlauf der Therapie erlebt, kann er mehr und mehr auch nach der Therapie aufrechterhalten und ihn sich sogar auch auf Dauer »einverleiben«.

Durch die Verbesserung der Fähigkeit zur Selbstwahrnehmung (Introspektion) kommt es bereits von selbst zu einem Erlernen physiologischer, also gesunder und weniger belastender Arbeitstechniken. Die Körperkoordination und die Körperhaltung verbessert sich. Auch die Sensibilität für die Bedürfnisse des eigenen Körpers wird gesteigert. Bei den Patienten entwickelt sich eine frühzeitige Wahrnehmung und die Vermeidung von Bewegungen und Haltungen, die Schmerzen auslösen können. Ermüdungsprozesse des Körpers werden jetzt eher vermieden.

Die ausgeprägtere Selbstwahrnehmung führt zu einer Verringerung der Gelenkbelastung durch anstrengende Bewegungen und körperliche Arbeit. Am Gelenk selbst findet eine Ökonomisierung der Gelenkbewegungen statt. Das bedeutet, dass man die gleiche körperliche Arbeit verbunden mit einer geringeren Gelenkbelastung durchführen kann. Wenn es unmittelbar nach einer ermüdenden Tätigkeit sofort zur Entspannung kommt, erhalten Gelenke die Gelegenheit, sich zu regenerieren. Sie werden dadurch weniger abgenutzt. Die üblichen Alterungs- und Abnutzungsprozesse finden demzufolge verzögert statt. Dies ist besonders für Patienten mit Rheuma oder nach einer Bandscheibenoperation wichtig, bei denen durch die Erkrankung bzw. den Eingriff selbst bereits eine massive Vorschädigung der Gelenke besteht.
In Zusammenhang mit der Körpertherapie im Wasser habe ich bei krankengymnastischen bzw. ergotherapeutischen Behandlungen von Rheumapatienten ein schnelleres und effektiveres Erlernen gelenkschonender Arbeitstechniken beobachtet. Verbesserte Körperhaltung und Koordination bei Bewegungsabläufen helfen die Gelenke zu schonen. Durch die Wassertherapie werden die Muskeln

auch auf längere Dauer gelockert. Zusätzlich kommt es zu einer Erweiterung des Bewegungsradius in den einzelnen Gelenken, was dazu führt, dass keine unphysiologischen Ausgleichsbewegungen (Bewegungen, für die der Körper nicht eingerichtet ist) gemacht werden müssen, welche Gelenke, -knorpel und Bindegewebe zudem belasten oder schädigen würden.

Bei Rheumapatienten ist noch ein weiterer Aspekt der Körpertherapie im warmen Wasser von Bedeutung: Die Verminderung des Schmerzniveaus und die Erhöhung der Schmerzschwelle, die bei dieser Therapie auftritt, verhindert eine schmerzbedingte körperliche Daueranspannung und hilft allein dadurch, die Gelenkzerstörungsprozesse aufzuhalten. Prof. Coby Heinen, Universitätsklinik Utrecht, behandelte Kinder mit Rheuma im warmen Wasser und beobachtete, dass ihre Schmerzen dabei deutlich nachließen und sie sich insgesamt wohler fühlten.

Der folgende Krankheitsverlauf von Alma C., einer 26-jährigen Mutter zweier Kindern im Alter von zwei und vier Jahren, die während ihres Kuraufenthaltes zu mir in die Wassertherapie kam, zeigt die oben beschriebenen Möglichkeiten einer therapeutischen Behandlung von Rheumapatienten im warmen Wasser auf:

*Frau C. litt erstmals im Alter von 21 Jahren unter schmerzhaften Gelenkentzündungen an mehreren Fingern, beiden Knien und einem Ellbogengelenk. Unter der Behandlung mit Schmerzmitteln und Cortison verschwanden die Schmerzen, aufgetretene Schwellungen und Rötungen, die sie an ihren Gelenken bemerkte, schon nach kurzer Zeit.*

*Im Verlauf der Bürgerkriegswirren im früheren Jugoslawien floh Alma C. zusammen mit ihrem Mann, einem Physiker, und den beiden Kindern nach Deutschland. Nach vielen erfolglosen Bewerbungen bekam ihr Mann endlich einen Zeitvertrag an einem großen Forschungsinstitut. Die Familie lebte wieder in einer eigenen Wohnung. Nun sollte es aufwärts gehen.*

*In dieser Zeit traten bei Frau C. erneut die schmerzhaften Gelenkentzündungen auf, diesmal aber auch in anderen Gelenken. Vom Hausarzt wurde Rheuma festgestellt. Ein Spezialist bestätigte die Diagnose. Alma C. wurde mit einem Mittel zur Rheuma-Basistherapie behandelt. Die zusätzlich gegebenen Schmerzmittel vertrug die Patientin schlecht, sie bekam eine Magenschleimhautentzündung. Die dagegen verabreichten Medikamente verursachten wiederum Verdauungsbeschwerden. Zusätzlich hatte der Hausarzt der Patientin Autogenes Training*

*verordnet. Es gelang ihr jedoch nicht, mit der Gruppe und dem Entspannungsverfahren selbst zurechtzukommen.*
*In dieser Situation wurde Alma C. zu mir in die IPEG-Wassertherapie geschickt. Bereits in der ersten Behandlungssitzung erlebte sie einen tiefen, erholsamen Entspannungszustand. »Ich konnte mir vorher überhaupt nicht vorstellen, was Entspannung ist. Ich habe noch nie so loslassen können. So frei und so angenehm wohl habe ich mich noch nie zuvor gefühlt.«*
*Diese Erfahrung konnte sie im Laufe der Therapie erweitern und vertiefen. Frau C. war mehr und mehr dazu in der Lage, sich auch in ihrem Alltag zu entspannen und eine entspannte und gelassene innere Grundhaltung aufzubauen. Sie erlernte zusätzlich andere Verfahren, wie beispielsweise die progressive Muskelentspannung, die sie selbst ohne Therapeut und ohne Wasser durchführen konnte. Später, als sie bereits einige Übungspraxis auf dem Gebiet dieser Methode besaß, kam sie auch erfolgreich mit dem Autogenen Training zurecht.*
*Aufgrund der erworbenen Entspannungsmöglichkeiten war es im weiteren Behandlungsverlauf bald möglich, die Schmerzmittel zu reduzieren. Frau C. wurde nur noch einmal von einem (glücklicherweise kurzen) Rheumaschub heimgesucht und ist nun seit vier Jahren frei von Schmerzen und Entzündungsprozessen.*

Welchen Einfluss die Wassertherapie auf diesen Verlauf hatte, kann in Zukunft vielleicht durch Forschungen, wie sie in der rheumatologischen Abteilung der Universitätsklinik Utrecht zur Zeit stattfinden, geklärt werden oder durch Untersuchungen, mit denen ich selbst und zusammen mit anderen Wissenschaftlern an der orthopädischen Universitätsklinik in Heidelberg begonnen habe.

# Wann ist eine Wassertherapie sinnvoll?

Eine Körpertherapie im warmen Wasser hat sich zur allgemeinen Gesundheitsvorsorge und bei den nachfolgend aufgelisteten Gesundheitsstörungen bereits bewährt:

- Schlaflosigkeit (bestimmte Formen)
- Zusatzbehandlung bei verschiedenen Schmerzformen
- Spannungskopfschmerz
- Migräne
- Allgemeine Spannungsgefühle, innere Unruhe und Nervosität
- Angstzustände
- Prüfungsangst
- Andere Formen von Phobien und Angstzuständen
- Stresserkrankungen, Burnout-Syndrom
- Erschöpfungszustände
- Zusatzbehandlung bei funktionellen Störungen (vegetative Dystonie)
- Zusatzbehandlung bei Magengeschwür und bei anderen durch innere Anspannung bzw. diverse Stressfaktoren begünstigte Erkrankungen
- Zusatzbehandlung bei Bluthochdruck
- Nach Herzoperationen oder Herzinfarkt (nicht in der Akutphase)
- Zusatzbehandlung bei Asthma bronchiale und anderen Lungenerkrankungen (in nicht akuten Phasen der Erkrankung)
- Rehabilitation nach Schlaganfall
- Zusatzbehandlung während der Reduktion oder beim vollständigen Absetzen von Schmerzmitteln und Tranquilizern

Bei den genannten Beschwerden und Krankheitsbildern können Wasserentspannungsübungen teilweise als alleinige oder als zusätzliche Therapie eingesetzt werden.

Da die Behandlung von gesundheitlichen Störungen im eigentlichen Sinn immer dem Fachmann überlassen bleiben sollte, muss in jedem Fall vor der Anwendung des Entspannungsverfahrens eine ärztliche Untersuchung erfolgen. Dies ist notwendig, um Kontraindikationen (Gegenanzeigen) zu erkennen und zu vermeiden. Dies wäre beispielsweise der Fall, wenn Tumorschmerzen durch den erzielten Entspannungszustand weniger deutlich wahrgenommen und dadurch verschleiert werden könnten.

Für spastische Lähmung, spastische Halbseiten- und Querschnittslähmungen besteht noch keine Klarheit darüber, ob und mit welchen besonderen Vorkehrungen eine Wassertherapie sinnvoll sein könnte. Es gibt jedoch eine Reihe von Therapeuten, die Behandlungen bei diesen Störungen durchführen, und dies zumindest mit dem Erfolg, dass die Betroffenen sich durch die Behandlung deutlich wohler fühlen.

Bei folgenden Gesundheitsstörungen sollte auf *keinen Fall* eine Wassertherapie angewendet werden:

- Asthmaanfall
- Akuter Kreuzschmerz (»Hexenschuss«)
- Muskelentzündungen
- Akutes Muskelrheuma
- Gelenkentzündungen
- Mit Medikamenten schlecht eingestellte Blutdruckwerte (dekompensierter Hypertonus)
- Unzureichend behandelte oder nicht behandelbare Herzschwäche (dekompensierte Herzinsuffizienz)
- Bei Vorliegen einer Psychose sollte der Therapeut entscheiden.

# Erfahrungen mit der Wassertherapie

## Auszüge aus dem Therapietagebuch der 36-jährigen Maria R.

**Erste Sitzung**
Auf dem Rücken liegend werde ich durchs Wasser gezogen. Ich spüre meine Verspannungen und den Wunsch zu entspannen. Für eine gewisse Zeit bin ich erfüllt von dem Licht, das durch die geschlossenen Lider dringt. Ich habe das Gefühl, dass es mich öffnet und klarmacht, dass es mich mit Energie versorgt. Nach einiger Zeit werden Arme und Hände berührt und in eine Lage gebracht, in der der Handrücken zur Decke zeigt.
Anschließend fühle ich tiefe Entspannung in Armen und Händen.
In den Beinen spüre ich einen leichten Druck, ein Gewicht, dass mich in die Knie zwingt, dazu kommt ein Gefühl von Traurigkeit im Brustbereich. Ich fühle mich erleichtert, als ich geräuschvoll leicht strömend ausatme. Dann kommt auf einmal ein schubweises Einatmen, das ich als befreiend empfinde. Ich bin geborgen, ganz aufgehoben.
Die »Landung« scheint endlos zu dauern – wie ein Astronaut sinke ich zur Erde. Ich will die Augen zuerst noch nicht öffnen. Beim Ausatmen ein befreiendes Lachen – ich spüre, wie mein Zwerchfell angenehm vibriert und genieße diese »Massage«, bin innen sehr offen, weit und groß.

**Zweite Sitzung**
Verschiedene Bewegungen unter Wasser:
Wird der Atem bis zum Ende der Bewegung reichen?
Dann viel Vertrauen in das Gelingen des passenden Timings.
Später – es lohnt sich, sich unter Wasser zu wagen, sich fallen, treiben zu lassen, zuletzt ist immer das Auftauchen, das Atmen, das Verweilen möglich.
Assoziation: Mutter-Uterus-Fruchtwasser; Strudel; in die Tiefe gezogen werden; Raum und Zeitgefühl verändern sich.

Beim Liegen mit ausgebreiteten Armen erinnere ich mich an die Säuglingszeit: hilflos, ausgeliefert im Bett liegend. Meine Gefühle dazu sind weder negativ noch positiv, sondern eher: »Aha, so war das damals also.«

### Dritte Sitzung
Ich erlebe kurze Momente der Angst, in denen mir »der Atem stoppt«. Das anschließend fortgesetzte Ausatmen empfinde ich als sehr erleichternd. Danach scheint dann der Atem tief bis ins Becken vorzudringen, wo ich mich sehr weit, offen und voller Kraft fühle.

### Vierte Sitzung
Bei der Behandlung genieße ich immer mehr die Bewegungen unter Wasser. Zum Schluss muss ich wieder einige Male sehr tief ausatmen, bevor sich das Energiegefühl »breitmacht«: zuerst bis zum Zwerchfell, dann in den Beckenbereich und schließlich von dort aus, als wäre nun ein Kanal geöffnet, in die Beine bis zu den Fersen. Dabei beginne ich zu erahnen, was einige Bioenergetiker meinten, wenn sie vom »universalen Orgasmus« sprachen – ein dem Orgasmus ähnliches Glücks- und Energiegefühl, das aber nicht sexuell gefärbt ist, ein Gefühl des Durchströmt-Seins von kosmischer Kraft.

### Fünfte Sitzung
Ich erlebe Ähnliches wie in der vorangegangenen Sitzung. Es ist fast sogar noch intensiver.

### Sechste Sitzung
Bei manchen Bewegungen habe ich Schwierigkeiten mit der Atemkoordination. Irgendetwas ist heute anders, und ich bin unsicher. Auch das Atmen hat heute eine andere Qualität: Nur zuletzt spüre ich eine Atmung der Energie im Becken. Trotzdem habe ich das Bedürfnis, alleine noch lange unter Wasser zu bleiben. Anschließend spüre ich zunächst Enttäuschung über das Ausbleiben des Energiegefühls. Dann beginne ich das Ausbleiben einfach als andere Qualität zu akzeptieren.

### Siebente Sitzung
Heute spüre ich große Offenheit für das, was ich erfahren werde. Ich bin gelassen, habe keine Vorstellung vom Prozess bzw. Ergebnis.
Ich habe den Eindruck, sehr oft und lange unter Wasser zu sein und dabei Bewegungen zuzulassen, die ich früher abgeblockt hätte (wieder das Kopfüber-

in-die-Tiefe-Stürzen: Gibt es da vielleicht Zusammenhänge mit der ungefähr seit 6 Jahren vorhandenen Höhenangst?). Ich merke, dass ich Drehungen, bei denen mir etwas mulmig wird, zulassen kann, ohne sie zu erzwingen. Danach fühle ich mich befreit, erleichtert, verliere die Angst vor der Angst. Anschließend, auf dem Rücken liegend, habe ich zeitweise den Eindruck, völlig schwerelos zu fliegen. Dabei entsteht wieder das Weitegefühl im Bauch, aber diesmal ganz frei und zart.

### Achte Sitzung

Ich habe das Bedürfnis, viel unter Wasser zu sein. Es kommt mir so vor, dort mehr bei mir zu sein, mich besser kennen zu lernen. Es ist, als könnte ich einen Teil meiner selbst entdecken, in Dialog mit ihm treten. Die Bewegungen werden von der Angst manchmal für unmöglich gehalten. Mehr und mehr zeigt mir aber der neu entdeckte Selbstanteil, dass sie vorhanden, dass sie schön sind. Ich lerne, dieser Kraft zu vertrauen, ich fühle mich wohl mit ihrer »Führung«. Die Atmung hinterher ist diesmal weit, hell, zart, wie innerer Sonnenschein. Ich soll sie von oben nach unten fließen lassen.

### Neunte Sitzung

Das Tauchen hat eine andere Bedeutung bekommen: Die gedankliche Beobachtung und Kontrolle ist kaum mehr spürbar. Ich habe nicht mehr das Bedürfnis, wissen zu wollen, was mit mir geschieht. Der früher empfundene Eindruck des »integrierten Gespalten-Seins« ist verschwunden. Ich kann mich den Bewegungen überlassen, empfinde sie rund, harmonisch. Sie erzeugen ein ruhiges Glücksgefühl, das ich in die Ruhephasen des Auftauchens mitnehme. Und ich entdecke die Vielfalt meiner Möglichkeiten, wenn ich mich überlasse.

### Zehnte Sitzung

Beim Tauchen noch sicherer das Gefühl der Gelassenheit, des »Bei-mir-Seins«. Ich genieße die Gelöstheit. Beim Auf und Ab des Körpers im Wasser durch Ein- und Ausatmen werden mir noch deutlicher Dimensionen des Atmens bewusst:
Heben und Senken;
Kommen und Gehen;
Fließen;
Sich-tragen- und Sich-sinken-Lassen;
Geben und Nehmen;
den Rhythmus, die Kraft der Spannung des Wechselspiels spüren.

# Übungen mit Partner oder allein

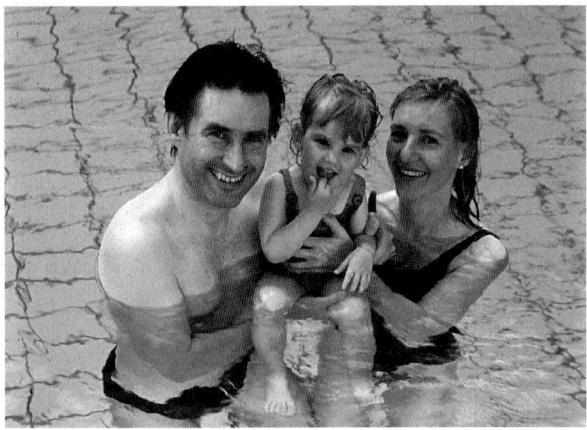

Die hier vorgestellten Übungen können Sie ohne Therapeuten mit einem Partner im körperwarmen Wasser eines Schwimmbades durchführen.

Eine erste Eigenerfahrung im warmen Wasser ist auch ohne Partner möglich. Legen Sie sich mit den nachfolgend genannten Schwimmhilfen auf den Rücken ins Wasser (siehe Stufe 1–5). Diese Schwimmhilfen und Auftriebskörper können die Entspannung unterstützen.

Es gibt verschiedene Stufen von Unterstützung (Stufe 1: gering, Stufe 5: stark) mit einem entsprechend intensiveren, vom Behandelten subjektiv empfundenen Gefühl der Sicherheit.

Wählen Sie die Hilfsmittel je nach Sicherheitsbedürfnis Ihres Partners aus, und verringern oder verstärken Sie die Unterstützung – gegebenenfalls – in dem Maße, wie der andere es für ein größtmögliches Wohlgefühl braucht. (Das gilt natürlich auch für die eigene Übung.)

**Stufe 1**
Ein Schwimmbrett wird unter beide Unterschenkel gelegt.

**Stufe 2**
Ein Schwimmbrett liegt unter den Oberschenkeln.

**Stufe 3**
Die Oberschenkel werden auf ein Schwimmbrett gelegt. Ein weiteres unterstützt den Schultergürtel und den Brustkorb.

**Stufe 4**
Ein Schwimmbrett liegt unter beiden Unterschenkeln (oder es werden Schwimmflügel an den Unterschenkeln angebracht), und zusätzlich erhalten beide Arme Schwimmärmel. Die Schwimmärmel sollten nicht zu prall mit Sauerstoff gefüllt sein, da dies ein Gefühl von Enge hervorrufen kann.

**Stufe 5**
An beiden Beinen (Unterschenkeln) werden Schwimmflügel angebracht, oder beide Beine liegen auf einem Schwimmbrett. Beide Oberarme tragen zusätzlich Schwimmflügel, der Hinterkopf bzw. Nacken ruht in einem Schwimmring.
Wenn der Nacken schmerzt, kann es sinnvoll sein, durch ein zusätzliches Schwimmbrett oder einen Schwimmreif unter dem Kopf und oberen Brustkorbbereich für Entlastung zu sorgen.

Schließen Sie die Augen. Lassen Sie den Atem frei fließen. Genießen Sie Entspannung, inneres Loslassen und das Gefühl, vom Wasser getragen zu werden.

# Übungen

Ausgangssituation:

- Der Partner/die Partnerin liegt ruhig im Wasser und atmet tief ein und aus.
- Sie selbst stehen oberhalb oder etwas rechts seitlich (bei Linkshändern links) neben dem Kopf des im Wasser Liegenden.

1. Umgreifen Sie mit der rechten Hand (bei Linkshändern mit der linken Hand) von unten den Nacken des Partners. Sie berühren dabei den Hinterkopf mit der Handwurzel und vielleicht auch dem Unterarm. Durch sanften Druck von Daumen und Mittelfinger können Sie nun die seitlichen Halsmuskeln lockern. Dies geschieht fast wie von selbst. Der Partner erhält durch den sanften Druck Rückmeldung über den Spannungszustand seiner Muskulatur und wird in der angenehmen Situation möglicherweise unwillkürlich lockerlassen. Unterstützen Sie während dieses Vorgangs mit der anderen Hand den Nacken oder den Kopf Ihres Partners.

2. Umgreifen Sie nun mit der rechten (bzw. linken) Hand den Hinterkopf des Partners und bewegen Sie zunächst den im Wasser liegenden Körper ganz sanft ein wenig nach links und nach rechts.

3. Drehen Sie nun den Kopf zur Seite. Zunächst nach links und dann nach rechts. Unterstützen Sie die Bewegung durch die am Nacken anliegende Hand. Achten Sie darauf, sanft vorzugehen und zunächst fast unmerkliche Bewegungen auszuführen. Beenden Sie die Bewegung, bevor Sie einen Widerstand beim anderen auslösen.

4. Achten Sie auf die Atmung des Partners. Wenn die Behandlung für ihn angenehm ist, wird sich seine Atmung vertiefen. Wenn er tief einatmet und auch besonders gut ausatmet, wird sich allmählich eine Bauchatmung einstellen, und Sie werden bemerken, dass das Einatmen des im Wasser Liegenden immer mehr von selbst entsteht. Ob Ihre Beobachtungen zutreffen, können Sie sich im Anschluss an die Übung im Gespräch nochmals vom Partner rückmelden lassen.

5. Umgreifen Sie von oben die linke (rechte bei Linkshändern) Schulter des im Wasser Liegenden. Wechseln Sie die Hand, die den Nacken unterstützt, und umgreifen Sie mit der anderen Hand die rechte (linke) Schulter. Es geht bei dieser Übung nur um ein sanftes Berühren, das dem anderen eine Rückmeldung über den aktuellen Spannungszustand seiner Schultermuskulatur ermöglicht. Eine (weitere) Entspannung der Muskeln wird sich meist von selbst einstellen.

6. Ziehen Sie die Schulter ein wenig nach außen, und drücken Sie sie sanft ein wenig nach unten (fußwärts) und anschließend nach hinten. Verfahren Sie ebenso mit der anderen Schulter. Achten Sie wieder auf die Atmung des im Wasser Liegenden.

7. Unterstützen Sie erneut den Nacken des Liegenden mit der rechten (linken) Hand. Ergreifen Sie mit der anderen Hand das linke Handgelenk des Partners, und heben Sie den Unterarm vorsichtig und sehr langsam aus dem Wasser. Wenn der Liegende diese Bewegung zulassen kann und sie weder unterstützt noch Widerstand dagegen aufbaut, können Sie allmählich den ganzen Arm aus dem Wasser heben und zunächst im Handgelenk, dann im Ellbogengelenk und im Schultergelenk sanft hin- und herbewegen. Achten Sie dabei immer auf die Atmung des Partners, und beenden Sie die Bewegung, bevor sie Widerstand oder Unterstützung beim anderen auslöst.
Bei Kraftsportlern, die sich nur schwer entspannen können, lassen sich beispielsweise leichte Schüttelbewegungen in die verschiedenen Richtungen, in die sich das Gelenk bewegen lässt, ausführen. Nach einiger Übung gelingt es Ihnen sicherlich auch, fast unmerklich feine, rüttelnde, vibrationsartige Bewegungen auszuführen. Es kommt dabei darauf an, in den Fingern und auch im Handgelenk locker zu bleiben, indem man die Bewegung aus dem Arm heraus erzeugt. Durch diese Bewegungen wird dem im Wasser Liegenden der Spannungszustand seiner Muskulatur in sanfter Weise rückgemeldet, was meist zur Entspannung führt.
Eine zusätzliche Unterstützung kann es sein, wenn man mit der Hand, die den Nacken stützt, weiter nach unten fasst und den Partner mit leicht gespreizten Fingern im Bereich des Schulterblatts bzw. in Herzgegend sanft trägt bzw. hält. Der Kopf kann dabei weiterhin auf dem Unterarm ruhen, was das körperliche, und damit innerliche Loslassen, möglicherweise vertieft.

8. Führen Sie sanfte Schüttelbewegungen im Bereich des linken (rechten) Schultergelenks durch. Wechseln Sie dann zur anderen Seite, und führen Sie die gleichen Bewegungen dort aus.

9. Führen Sie sanfte Schüttelbewegungen im Bereich des linken (rechten) Ellbogengelenks und dann im Bereich des rechten (linken) Ellbogengelenks durch.

10. Unterstützen Sie den Körper des Partners zusätzlich, indem Sie ihn mit der freien Hand zwischen den Schulterblättern (Herzgegend) am Rücken berühren und stützen.

# *Übungen in Bewegung*

Bewegen Sie nun den Partner durchs Wasser. Sie können dabei gleichzeitig sämtliche oben beschriebenen Haltungen und Bewegungsabläufe auf dem Wasser durchführen. Unter Wasser sollten Sie mit dem Partner jedoch nur dann gehen, wenn er sich generell im Wasser sehr sicher fühlt. Folgende Reihenfolge der verschiedenen Bewegungsrichtungen hat sich bewährt:

1. Langsame Drehung des Liegenden im Kreis mit Zug am Nacken kopfwärts, zunächst gegen den Uhrzeigersinn (siehe 65)
2. Anschließend gleiche Bewegung mit dem Uhrzeigersinn
3. Zug am Nacken und Bewegung kopfwärts (siehe 66)
4. Drehung des Partners um Sie selbst im Uhrzeigersinn: Sie müssen hierbei darauf achten, die Drehbewegung ganz sanft und fast unmerklich einzuleiten und möglichst wenig Druck und Zug auszuüben (siehe 84f.)
5. Drehung in gleicher Weise gegen den Uhrzeigersinn

# Ideen für zu Hause: Wie Wasser zum Genuss wird

Die nachfolgenden einfachen Übungen, die Ihnen vermitteln, wie angenehm entspannend Wasser sein kann, und die Ihnen die Möglichkeit zum Abschalten und zum inneren Loslassen und Genießen bieten sollen, können Sie zu Hause in der Badewanne durchführen. Bei gesundheitlichen Störungen beachten Sie bitte die Hinweise auf Seite 106.

## Vorbereitung

Sorgen Sie dafür, dass Sie nicht gestört werden. Stellen Sie das Telefon und die Klingel ab. Bereiten Sie sich Ihren Lieblingstee zu. Einige Menschen bevorzugen auch Kakao oder Kaffee. Stellen Sie sich eine oder mehrere Kerzen ins Badezimmer, und verwöhnen Sie sich zusätzlich, wenn Sie möchten, mit angenehmer Musik.
Das Badewasser sollte wohlig warm sein, und geben Sie, falls gewünscht, Badeöl hinzu. Es gibt zahlreiche ätherische Öle, unter denen Sie den augenblicklich passenden Duft finden können. Sollte es Ihnen schwer fallen, sich für einen bestimmten Duft zu entscheiden, so orientieren Sie sich am Folgenden: Jasmin oder Kamille eignen sich zur Entspannung oder Beruhigung. Rosmarin und Pfefferminze können Schwermut vertreiben, und Lavendel stimmt Sie fröhlich. Rosenduft lockert Sie innerlich, und Zitrone sorgt für einen klaren Geist. Diese ätherischen Öle wirken nicht nur über den Geruchssinn, sondern auch direkt auf den Körper.
Für mehr Bequemlichkeit gibt es aufblasbare Kissen, die man mit einem Saugnapf am Badewannenrand befestigen kann, so dass Kopf oder Nacken gut darauf liegen können.

*Abenddämmerung*

Am blassen Meeresstrande
Saß ich gedankenbekümmert und einsam.
Die Sonne neigte sich tiefer, und warf
Glührote Streifen auf das Wasser,
Und die weißen, weiten Wellen,
Von der Flut gedrängt,
Schäumten und rauschten näher und näher –
Ein seltsam Geräusch, ein Flüstern und Pfeifen,
Ein Lachen und Murmeln, Seufzen und Sausen,
Dazwischen ein wiegenliedheimliches Singen –
Mir war, als hört' ich verscholl'ne Sagen,
Uralte, liebliche Märchen,
Die ich einst, als Knabe
Von Nachbarskindern vernahm,
Wenn wir am Sommerabend
Auf den Treppensteinen der Haustür
Zum stillen Erzählen niederkauerten,
Mit kleinen, horchenden Herzen
Und neugierklugen Augen; –
Während die großen Mädchen
Neben duftenden Blumentöpfen,
Gegenüber am Fenster saßen,
Rosengesichter,
Lächelnd und mondbeglänzt.

(Heinrich Heine)

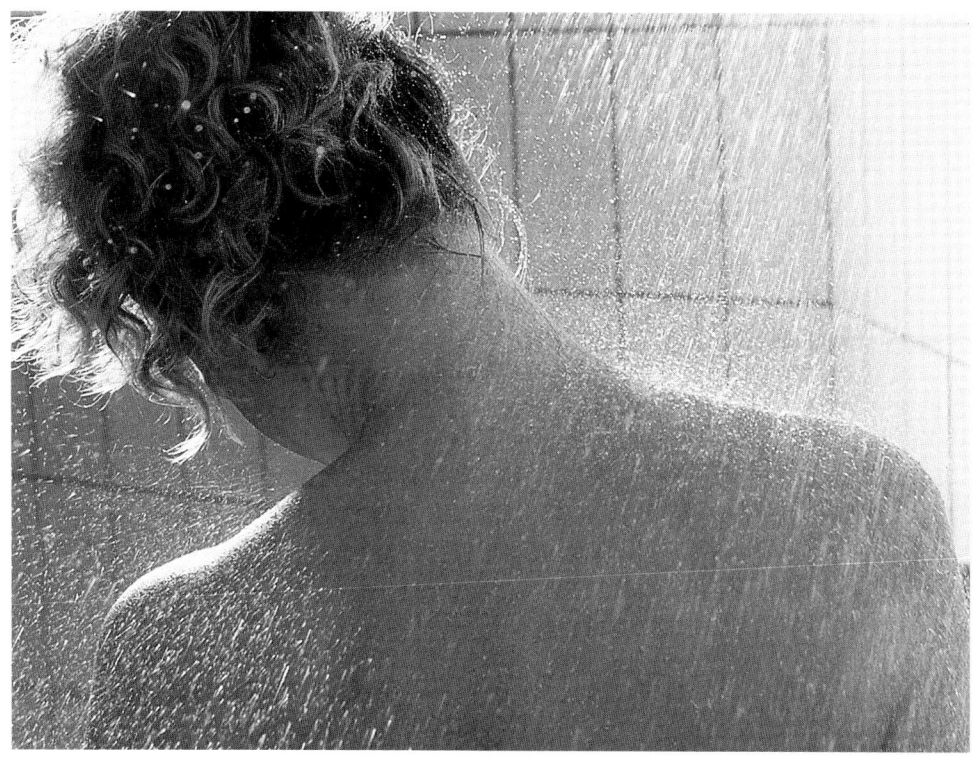

# Entspannung

Suchen Sie sich eine möglichst entspannende Körperhaltung im Wasser. Spüren Sie nach, und probieren Sie aus, ob Sie noch bequemer liegen können.
Atmen Sie aus. Lassen Sie Ihren Körper mehr und mehr vom Wasser tragen und ihn locker und entspannt sein. Das Ausatmen sollte möglichst lang werden und am Ende der Ausatembewegung eine kleine Pause entstehen. Warten Sie dann ab, ob der Körper nicht ganz von allein, ohne dass Sie Luft zu holen brauchen, einatmet. Vielleicht müssen Sie anfangs noch ein wenig mithelfen, aber mehr und mehr wird der Körper spontan die Atembewegung übernehmen. Beobachten Sie, wie tief Sie ein- und ausatmen und wie langsam das vor sich geht.

Erleben Sie, was es heißt, so zu atmen. Wie fühlt es sich an, mit dem Einatmen im Wasser etwas leichter zu werden und mit dem Ausatmen etwas schwerer? Wie ist dieser Moment, in dem der Einatemzug ganz von selbst kommt? Welche inneren Bilder tauchen auf, wenn Sie mit geschlossenen Augen ganz nach innen gehen und sich selbst wahrnehmen? Woran denken Sie jetzt? Wenn Sie Musik oder das Duftöl vorbereitet haben, wie nehmen Sie sie jetzt wahr? Was löst all das in Ihnen aus?

Rutschen Sie nun in Ihrer Badewanne ein wenig nach unten, halten Sie sich für einen Moment die Nase zu, und tauchen Sie, während Sie gleichzeitig durch den Mund ausatmen, mit Ihrem Gesicht in das Wasser ein. Bleiben Sie auch nach der Ausatmung für eine Weile unter Wasser, und genießen Sie das Entspannen und Loslassen. Tauchen Sie schließlich wieder auf, und lassen Sie das Einatmen möglichst von selbst entstehen.

Nehmen Sie ein Handtuch oder ein anderes Tuch. Tauchen Sie es ins Wasser. Wringen Sie es ein wenig aus, und legen Sie es dann auf Ihr Gesicht. Sie können die Nase frei lassen, wenn es Ihnen angenehmer ist. Wenn Sie möchten, kann das Handtuch auch mit heißem Wasser getränkt werden. Lassen Sie die Wärme auf Ihre Gesichtshaut wirken. Wie fühlen Sie sich? Was nehmen Sie wahr? Was geht in Ihnen vor? Werden Sie an eine Flugreise erinnert, bei der Sie am Morgen als besonderen Genuss von der Stewardess ein »hot towel« bekommen haben? Denken Sie an orientalische Badefreuden?

Lassen Sie beide Arme im Wasser »schweben«. Genießen Sie es für einige Zeit, wie die Arme vom Wasser getragen werden. Heben Sie den linken Arm gestreckt bis zur Wasseroberfläche, und spüren Sie, wie er immer schwerer wird, je weiter Sie ihn aus dem Wasser heben. Wenn Sie möchten, können Sie den Arm für einen Moment auch ganz aus dem Wasser heben. Legen Sie den Arm nun langsam ins Wasser zurück, und lassen Sie ihn vom Auftrieb des Wassers tragen. Wie atmen Sie jetzt? Wie fühlen Sie sich, und was geht Ihnen so durch den Sinn? Schließen Sie die Augen, wenn Sie es nicht schon getan haben. Welche inneren Bilder tauchen auf? Was nehmen Sie sonst noch wahr?
Mit der folgenden Übung können Sie den Entspannungseffekt weiter vertiefen, zusätzlich Erholung finden und Kraft schöpfen.

# Lichtatmen zum innerlichen Aufladen

### Dehnen
Dehnen, strecken und räkeln Sie sich ein wenig. Spüren Sie nach, ob Sie eine noch angenehmere Liegeposition einnehmen können. Vielleicht möchten Sie den Kopf mit einem Handtuch polstern. Vielleicht haben Sie aber auch eine andere Idee, wie Sie noch bequemer liegen können.

### Den Atem kommen lassen
Atmen Sie tief ein. Lassen Sie dann beim Ausatmen die Luft aus sich herausfließen, sich dabei nach unten sinken und vom Wasser tragen. Lassen Sie nach der Ausatmung eine kleine Pause entstehen, und warten Sie ab, ob noch mehr Luft aus Ihnen herausströmen will. Warten Sie dann außerdem ab, ob der Körper vielleicht ganz von selbst wieder einatmet.

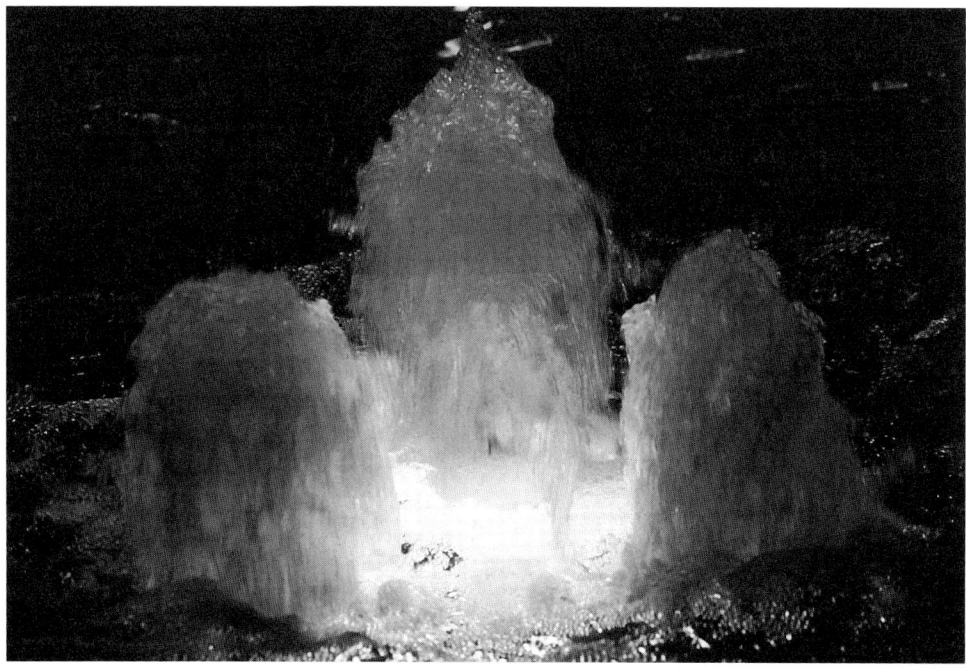

### Licht einatmen
Stellen Sie sich vor, dass Sie weißes Licht einatmen und dass Sie, auch wenn Sie nur ganz wenig einatmen, von diesem Licht durchströmt werden. Ihr gesamter Körper wird angenehm sanft von Licht erfüllt.

### Licht ausatmen
Atmen Sie aus. Stellen Sie sich vor, dass Sie durch jede Pore Ihrer Haut Licht ausatmen und dass sich um Sie herum ein Lichtei, eine Kugel oder auch eine ganz anders geformte Hülle bildet, in der Sie sich geborgen fühlen, die Sie trägt, schützt und Ihnen Kraft gibt. Das Umfeld tritt nun in den Hintergrund und wird immer weniger wichtig. Sie sind ganz bei sich selbst, ruhen in sich.

### Schöner Ort
Stellen Sie sich einen schönen angenehmen Ort vor, den Sie einmal erlebt haben oder den Sie sich erträumen. Vielleicht haben Sie einen Reiseprospekt bekommen oder einen Film über diesen Ort gesehen.
Stellen Sie sich diesen angenehmen Ort intensiv vor. Welches Licht, welche Farben sehen Sie? Welche Klänge, Musik, Stimmen oder Naturgeräusche hören Sie? Was spüren Sie? Wie fühlt es sich an, an diesem schönen Ort zu sein? Was nehmen Sie sonst noch wahr?

### (Kraft-) Quelle
Stellen Sie sich an diesem schönen Ort eine (Kraft-)Quelle vor oder etwas anderes, das diesen Ort so besonders wertvoll macht und Sie Ihre Energie spüren lässt. Auf welchen Weg erreicht Sie diese Energie? Welches innere Bild entsteht? Fühlt es sich so an, als würden Sie Energie tanken oder als würde Ihre Batterie aufgeladen?

### Verweilen/genießen
Bleiben Sie innerlich an diesem angenehmen Ort, und nehmen Sie mit allen Sinnen wahr, was dort auf Sie einströmt und in Ihnen bewirkt.

### Wieder zurückkehren
Bewegen Sie zunächst ganz sanft die Finger und Zehen, anschließend Hände und Füße. Gehen Sie dann zum Strecken, Räkeln und Dehnen über, bis Sie wieder ganz wach und entspannt im Hier und Jetzt angelangt sind.

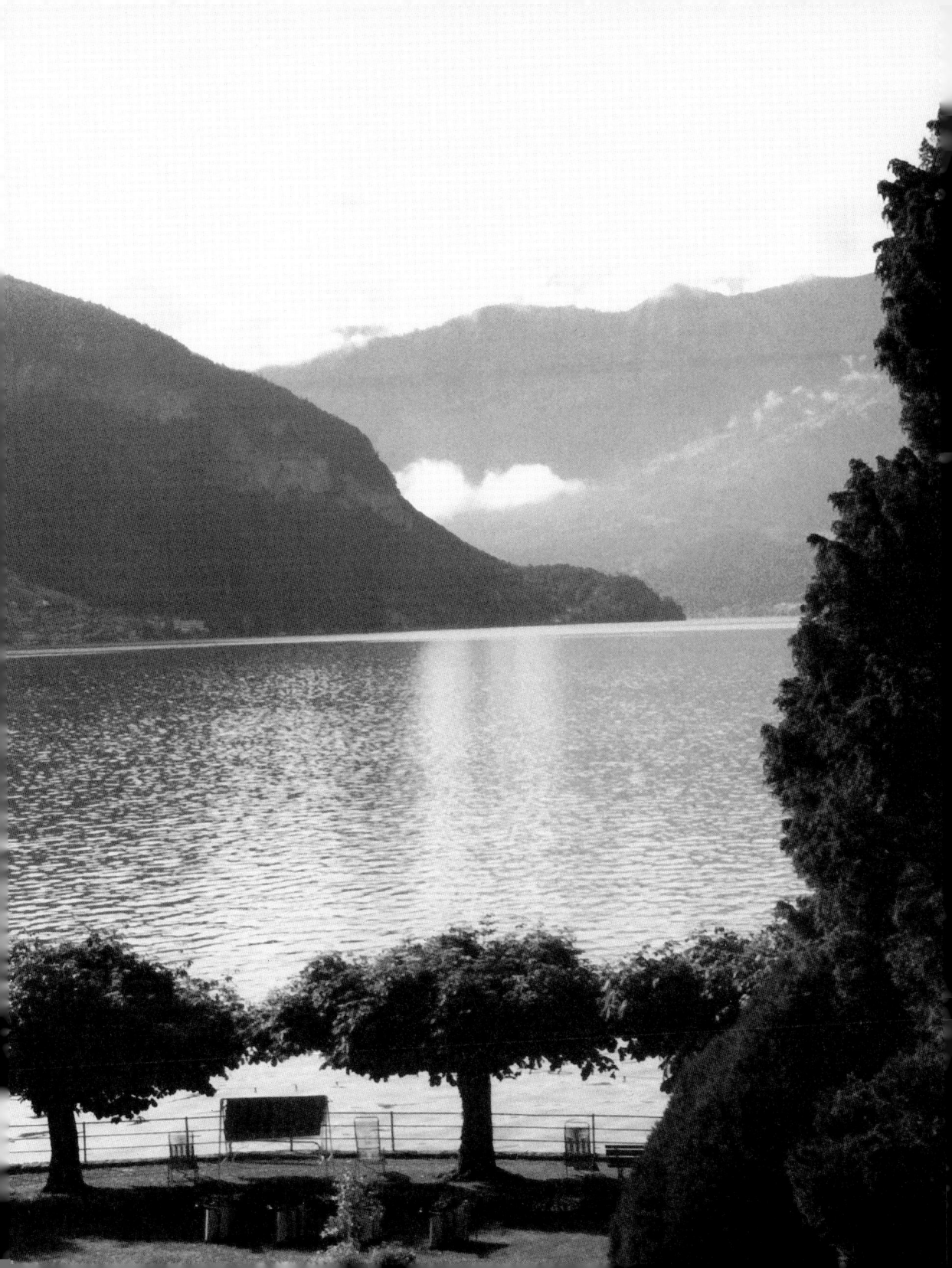

# Kneipp-Übungen für zu Hause

**Knie-Guß:** Setzen Sie sich auf den Rand Ihrer Badewanne. Lassen Sie das Badewasser laufen, bis eiskaltes Wasser aus der Brause strömt, und gießen Sie es über die Zehen Ihres rechten Fußes. Führen Sie die Brause mehrmals über den Mittelfuß bis zum Sprunggelenk und wieder zu den Zehen. Verweilen Sie am Sprunggelenk 20 Sekunden bis eine Minute lang.
Führen Sie dann die Brause an der Außenseite des Unterschenkels langsam weiter nach oben. Der Unterschenkel sollte immer gleichmäßig von einer Schicht kalten Wassers eingehüllt sein. Richten Sie die Brause 10 bis 20 Sekunden lang auf die Kniekehle, und gehen Sie dann auf der Rückseite des Unterschenkels zurück zur Ferse. Wechseln Sie anschließend zum linken Fuß. Sie können je nach Eintritt der Wirkung des Gusses (Rötung, spürbare Kreislaufanregung, Wohlgefühl) die Zeiten abkürzen oder verlängern.

**Ansteigendes Bad:** Stellen Sie einen einfachen Haushaltseimer oder eine Kniewanne in Ihre Badewanne. Füllen Sie den Eimer mit angenehm lauwarmem Wasser. Stellen Sie ein Bein oder beide Beine in den Eimer hinein. Füllen Sie mit der Brause heißes Wasser nach, bis die Temperatur des Wassers so heiß ist, dass Sie es gerade noch gut aushalten.

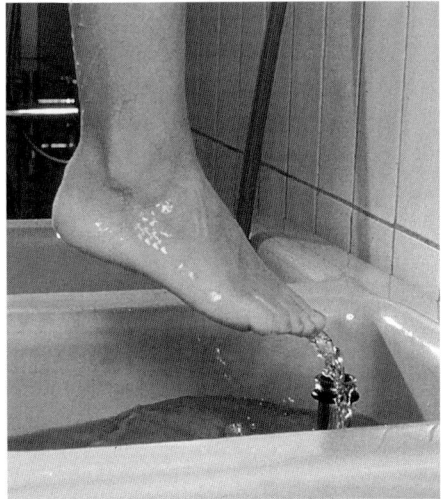

Dieses Bad kann auch als Vollbad angewandt werden und führt dann zum Schwitzen.

**Armbad:** Lassen Sie eiskaltes Wasser in eine kleine Wanne oder ins zugestöpselte Waschbecken laufen, und stecken Sie beide Arme bis zu den Oberarmen hinein. Halten Sie die Arme 20 bis 40 Sekunden im kalten Wasser. Nehmen Sie sie heraus, und erwärmen Sie die Arme wieder durch Trockenbürsten, Ausschütteln oder andere Körperübungen.

# Wassertherapien im Überblick

Obwohl einige der folgenden Wassertherapie-Verfahren unabhängig voneinander entstanden sind, gibt es dennoch eine Reihe von Ähnlichkeiten und fließenden Übergängen zwischen den verschiedenen Verfahren. Viele Behandler haben, jeder für sich, Übungs- und Bewegungsabläufe in der Behandlung ihrer Klienten intuitiv selbst entdeckt, die sich zum Teil fast gleichen. Auch die Therapieeffekte gehen bei vielen Methoden in ähnliche Richtungen – dies mag im Wesen des Wassers, in dem alle diese Therapien ja stattfinden, begründet sein.

## Aqua-Healing

Der Begriff *Aqua-Healing* wird von verschiedenen Behandlern, beispielsweise auch Mariella Floris, gebraucht, die ihre Form der Behandlung aus dem »Watsu« (Wasser-Shiatsu) des Amerikaners Harold Dull entwickelt hat. Aqua-Healing folgt im Vergleich zum Watsu keinem vorgegebenen schematischen Ablauf. Der Klient wird durch den seiner Intuition folgenden Therapeuten an der Wasseroberfläche gehalten, gedehnt, gestreckt und langsam durchs Wasser bewegt. Bei manchen Formen des Aqua-Healing kommen auch Bewegungen vor, die den Klienten während der Ausatmungsphase unter Wasser führen. Hier bestehen Ähnlichkeiten zu Waving, der IPEG-Therapie und der Körpertherapie im Wasser von Denise Weyermann. (Siehe auch Seite 134, 127f. und 130.) Es kommt zu intensiven Entspannungsprozessen und zum körperlichen Loslassen. Die Muskelspannung sinkt, und die Beweglichkeit des Körpers verbessert sich. Zugleich kommt der Behandelte innerlich zur Ruhe. Innere Bilder tauchen auf und ein Prozess der Selbsterfahrung und das Erleben von Urvertrauen beginnt.

# Aqua-Jogging, Aqua-Aerobic, Aqua-Fitness, Aqua-Step und Hydropower

Im Wasser ist es möglich, körperliches Training ohne Belastung der Gelenke auszuführen. Der gesamte Körper kann gleichmäßig und gleich stark belastet werden. Die Belastung lässt sich beispielsweise in der Rehabilitation oder bei der Arbeit mit Untrainierten stufenlos steigern. Lust an der eigenen Bewegung und die angenehme Erfahrung, im Wasser zu sein, sind die angenehmen Aspekte dieser Therapie.
Beim *Aqua-Jogging* steht man aufrecht im tiefen Wasser und läuft auf der Stelle, ohne den Boden des Schwimmbeckens zu berühren. Ein Auftriebsgürtel verhindert das Untergehen. Die positiven Effekte des Jogging werden erreicht – und zwar ohne Belastung der Gelenke, die man dem Jogging »zu Lande« immer wieder nachsagt. Menschen, die unter Übergewicht leiden, profitieren auch deshalb vom Aqua-Jogging, weil sie immer wieder eine Pause einlegen oder die Übungen beenden können, wenn sie erschöpft sind. In einem Pilotprojekt (12/96) der von der Arzneimittelfirma Boehringer Ingelheim geförderten »Initiative Zweite Lebenshälfte« in Weimar, wurde gezeigt, dass untrainierte Senioren durch Aqua-Jogging zu regelmäßiger körperlicher Bewegung und Sport motiviert werden konnten.
*Aqua-Aerobic* und *Aqua-Fitness* sind Übungsformen aus der Sportgymnastik, bei denen der Widerstand des Wassers genutzt wird. Die Übenden stehen im Wasser und bewegen Arme und Beine zu den schnellen Rhythmen einer Discomusik. Der Muskelkater, der Ungeübten nach intensiver sportlicher Betätigung in der Regel droht, bleibt aus, da durch die schnellen Bewegungen im Wasser eine Massagewirkung auf den Körper entsteht, die die Durchblutung von Haut und Bindegewebe intensiviert. Auch in Ergänzung zu saisonalen Sportarten wie Skifahren oder Surfen kann Aqua-Fitness ungeübten Freizeitsportlern dazu verhelfen, Muskelkater zu vermeiden.
Beim *Aqua-Step* werden Stufen ins Wasser gestellt, von denen man sich nach oben abstoßen und Bewegungsabläufe ähnlich wie beim Step-Aerobic ausführen kann. Wenn sich die Übenden Handschuhe mit Schwimmhäuten anlegen, erhöht sich der Widerstand des Wassers gegenüber den ausgeführten Bewegungen noch

zusätzlich. Da auf diese Weise reichlich Kalorien verbraucht werden, ist Aqua-Step auch eine gute Methode, um abzunehmen. Dass auch eine Straffung des Körpers stattfindet, ist hier von besonderem Vorteil.

Bei *Hydropower* geht es um Bodybuilding im Wasser. Angenehmer als mit üblichen Krafttrainingsgeräten und in ausgewogenerer Weise wird die Kraft und Ausdauer der Muskeln trainiert.

# *F*loating

Eine aus der Krankengymnastik kommende, passive Entspannungs- und Bewegungsbehandlung, bei der der Patient auf dem warmen Wasser liegt, wird *Floating* genannt. Zunächst geht es bei dieser Behandlung darum, dass der Patient lernt, loszulassen und beispielsweise nach langer Krankenhausbehandlung aufgetretene schmerzhafte Verspannungen zu lösen. Insbesondere wenn krankengymnastische Bewegungsübungen noch mit Schmerzen verbunden sind, ist sanftes passives Durchbewegen besser als aktives Üben. Dieses Bewegtwerden wird vom Patienten im warmen Wasser als wesentlich angenehmer empfunden als eine Übung auf der Liege. Er empfindet weniger Schmerzen und kann besser loslassen.

In ganz ähnlicher Weise wie beim Floating werden von Frau Prof. Coby Heynen an der Universitätsklinik Utrecht rheumakranke Kinder behandelt. Durch die Behandlung spüren die kleinen Patienten weniger Schmerzen und benötigen auch weniger Medikamente.

In Kinderhospizen in England wird Bewegtwerden im warmen Wasser eingesetzt, um den körperlichen und seelischen Schmerz sterbender Kinder zu lindern.

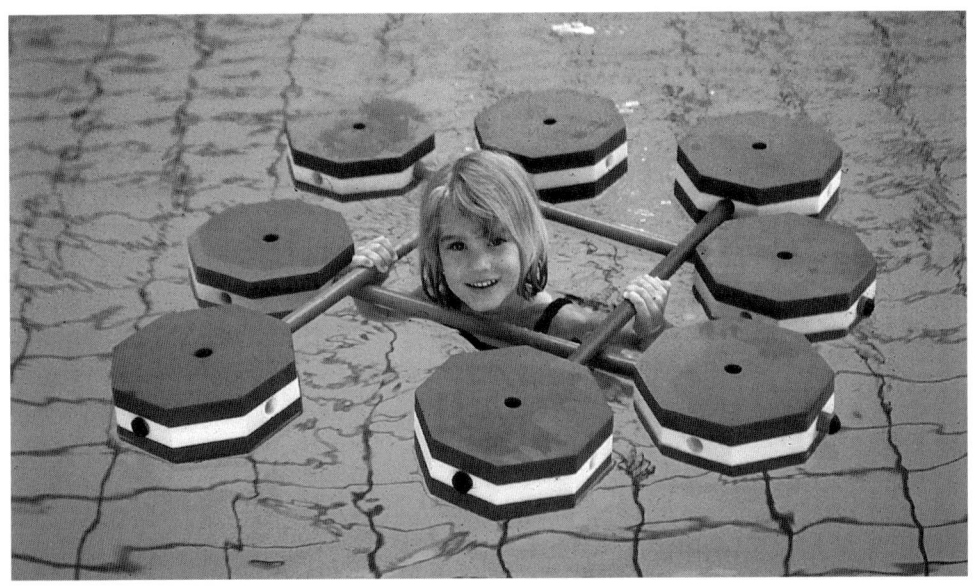

# Funktionelle Krankengymnastik im Wasser

Bei der funktionellen Krankengymnastik geht es um Dehnung und Kräftigung der Muskulatur und um Verbesserung der Funktion der Wirbelsäule und der Gelenke. Im Wasser können gestörte Bewegungsabläufe, wie sie beispielsweise nach einem schweren Unfall oder einer Operation auftreten, schneller normalisiert werden. Gewichtsbedingte Belastung von Wirbelsäule und Gelenken werden durch das Wasser deutlich verringert und zu schnelle, belastende Bewegungsabläufe beim Üben verhindert. Marianne Schulz, eine Krankengymnastin aus Karlsruhe, hat neue krankengymnastische Techniken zur funktionellen Krankengymnastik im Wasser für die Einzel- und Gruppenarbeit entwickelt, bei denen sie teilweise wasserspezifische Geräte einsetzt. Weil sich im Wasser erweiterte Möglichkeiten ergeben, können diese Übungen im Bereich der Prävention und der Therapie bei Schwangeren oder auch in der Gynäkologie, Orthopädie und bei Inkontinenzproblemen erfolgreich eingesetzt werden.

# Halliwick-Wassertherapie nach McMillan

Die Halliwick-Methode wendet sich vor allem an neurologische und orthopädische Patienten. Sie will die Haltungsstabilität, Kraft und motorische Koordinationsfähigkeit sowie die Flexibilität und Reaktionsfähigkeit der Muskeln verbessern. Behinderte sollen Ängste abbauen und zu einem eigenen Schwimmstil finden, mit dem sie sich sicher im Wasser bewegen können. Von der McMillan-Arbeit sind viele Impulse für andere Wassertherapien ausgegangen.

# IPEG-Wassertherapie

Das 1978 in Heidelberg am IPEG-Institut entwickelte Verfahren hatte zunächst die Behandlung von psychisch Kranken zum Ziel. Darüber hinaus wurde es als effektives Entspannungsverfahren eingesetzt. Später stellte sich heraus, dass das IPEG-Verfahren auch in der Behandlung von Rheumapatienten sehr wirksam war. Inzwischen wird die IPEG-Therapie auch bei Krebskranken, nach Bandscheiben-Operation, bei Spastikern und gelähmten Patienten, in der Rehabilitation von Patienten nach Herzinfarkt und bei vielen anderen Diagnosen eingesetzt.
Das IPEG-Verfahren beginnt mit einer ersten Phase der Entspannung, in der die Behandelten, durch Auftriebskörper unterstützt, auf dem Wasser liegend behandelt werden. Zusätzlich zum reinen Floating (siehe Seite 125) findet ein Führen und Begleiten des Atems statt, das zur weiteren Entspannungsvertiefung führt. Der Therapeut berührt den Klienten beispielsweise an der Schulter und verstärkt und löst die Berührung mit seiner Hand parallel zu den Atemphasen des im Wasser Liegenden. Elemente der passiven progressiven Muskelentspannung (sanftes Bewegen der Arme und Beine durch den Therapeuten) bzw. die sanfte Körperpsychotherapie nach Gerda Boyesen vertiefen den Entspannungsprozess. Später folgt dann, manchmal bereits in der zweiten oder dritten Sitzung, die Behandlung mit sanften delphinartigen Bewegungen *unter* Wasser, die in der

Ausatmungsphase vom Therapeuten eingeleitet und geführt werden. Der Klient trägt dabei eine Nasenklammer, die das Eindringen von Wasser in die Nase verhindert.

Bei der IPEG-Therapie wartet der Therapeut im Vergleich zu den anderen Verfahren deutlich länger, bevor er beginnt, auch unter Wasser zu behandeln – denn der Patient soll sich dafür ganz bereit und sicher fühlen. Bei manchen Menschen wird ausschließlich auf dem Wasser liegend behandelt. Dieses sorgfältige Vorgehen hat sich ergeben, da die IPEG-Methode lange Zeit ausschließlich in klinischen Institutionen eingesetzt wurde. Dort haben nur wenige Patienten Vorerfahrungen mit modernen Psychotherapie-Methoden oder sie erwarten aufgrund ihrer Erkrankung ausschließlich organmedizinische Behandlungen.

Die Unterwasserübungen in diesem Buch entsprechen der IPEG-Wassertherapie, kommen aber in fast gleicher Weise zum Beispiel auch bei der Körpertherapie im Wasser (KIW) oder auch beim Waving vor. In der IPEG-Therapie geht es über die anfängliche intensive Entspannungstherapie in späteren Phasen hin zu einer körperpsychotherapeutischen Verarbeitung von psychischen Traumata und Mangelsituationen. Indem Phasen des Geborgenseins und des Urvertrauens erlebt werden, können die in der frühen Entwicklung fehlenden Erfahrungen nachgeholt und innere Wunden geheilt werden.

# *I*solationstank-Arbeit

Bei der von John C. Lilly, einem amerikanischen Arzt und Bewusstseinsforscher, entwickelten Arbeit im Isolationstank liegt der Übende im körperwarmen Salzwasser, das ihn ohne zusätzliche Hilfsmittel an der Wasseroberfläche trägt. Es findet mehr als bei den anderen Verfahren eine Ausschaltung aller Sinneswahrnehmungen (sensorische Deprivation) statt. Der Betreffende ist dadurch ganz sich selbst überlassen und kann sich in dem schallisolierten und abgedunkelten Tank, in dem er nach einer gewissen Zeit auch das Wasser, das ihn trägt, und die umgebende Luft nicht mehr wahrnimmt, auf sich und seine inneren Erlebnisse konzentrieren. Er findet Zugang zu immer tieferen Persönlichkeitsschichten.

Die Klienten erzählen nach ihrem Tankerlebnis oft von Erinnerungen und Bildern aus ihrer Vergangenheit. Viele beschreiben, dass sie einen speziellen Platz oder Raum weit innerhalb tiefer Persönlichkeitsschichten fanden, wo sie Zugang zu tiefen eigenen Kräften haben und sich intensiv eins mit sich selbst fühlen. »Erfahrungen, bei denen eine Ausdehnung oder Erweiterung des Bewusstseins über die gewöhnlichen Ich-Grenzen und über die Grenzen von Zeit und Raum hinaus erfolgt«, wie es Stanislav Grof erwähnt, oder »spontane Gipfelerlebnisse« (nach Abraham Maslow) werden von den Behandelten nicht selten beschrieben. Es kommt zur »... fortschreitenden Entfaltung immer tieferer Schichten des Unbewussten ...« und zur Bewusstwerdung von »... Landkarten des Bewusstseins ...« (Stanislav Grof).
Auch bei den anderen ruhigen Wassertherapien wie KIW, der IPEG-Therapie, dem Waving, Tantsu und teilweise auch Watsu und Wassertanzen finden ähnliche innere Prozesse statt wie in der Isolationstank-Arbeit. Anschließende Gesprächs- und Verarbeitungsprozesse gemeinsam mit einem Therapeuten sind bei dieser Arbeit anzustreben. Die Samadhi-Tanks erlebten in den achtziger Jahren einen Boom. In Zentren, die solche Tanks stundenweise an verschiedene Nutzer vermieteten, waren diese allerdings meist weitgehend sich selbst überlassen.

# Kneipp-Wassertherapie

In der Regel wird mit kaltem Wasser in Form von Bädern, Güssen, feuchten Wickeln usw. behandelt. Es soll ein Reiz gesetzt werden, auf den der Körper mit einer Verbesserung der Durchblutung, mit Erwärmung und einem subjektiv spürbaren Wohlgefühl reagiert. Nach der Wasserbehandlung folgt eine Ruhephase. Kneipp verordnete auch körperliche Übungen zum Aufwärmen im Anschluss an die Wasserbehandlung. Auf Dauer kommt es zur Abhärtung und zur Anregung von Stoffwechsel und Kreislauf. Der Körper fühlt sich angenehm vitalisiert. Bei kranken oder belasteten Patienten wird auch mit warmem Wasser behandelt.

# Körpertherapie im Wasser (KIW)

Die von Denise Weyermann entwickelte Körpertherapie im Wasser (KIW) hat große Ähnlichkeit mit dem IPEG-Verfahren. Die Phase, in der der Klient auf dem Wasser liegend behandelt wird, ist jedoch vergleichsweise kürzer. Auftriebskörper werden nicht benutzt. Denise Weyermann setzt die Wasserarbeit ausschließlich im Rahmen einer Körperpsychotherapie ein. Frühkindliche psychische Traumata, die beispielsweise zu einer Depression geführt haben, können mit einer Körpertherapie im Wasser besser verarbeitet werden als durch therapeutische Gespräche. Menschen, die in ihrer frühen Kindheit wenig emotional nährende und Geborgenheit vermittelnde Erfahrungen gemacht haben, bekommen die Möglichkeit, dies bei der Körpertherapie im Wasser »nachzuerleben« und zu innerer Stärke zu finden.

# Liquid Sound

Mickey Remann begründete das Liquid-Sound-Verfahren, eine musiktherapeutische Wasserentspannungs- und Selbstversenkungsmethode, bei der die Teilnehmer, im warmen Wasser liegend (mit den Ohren unter Wasser) Naturstimmen, klassische Musik und viele andere Klänge hören. Dabei werden sie zur Vertiefung der Entspannung von Lichteffekten, wie sie in ähnlicher Weise bei den sogenannten »mind machines« üblich waren, unterstützt. Es ist auch möglich, mit offenen Augen entspannende Naturszenen, wie beispielsweise Bilder von Delphinen, anzusehen, die mit Videoprojektoren (ähnlich wie in einem Planetarium) an die Decke projiziert werden. Inzwischen sind auch Behandlungsformen bekannt, bei denen man im Liegen langsam durchs Wasser bewegt wird. Auch zur Vorbereitung von sportlichen Wettkämpfen wurde Liquid Sound bereits erfolgreich eingesetzt.

# Oceanic-Aquabalancing

Die Idee des (Oceanic) Aquabalancing der beiden Masseurinnen Kaya Femerling und Nirvano Schulz entstand, als es die beiden müde waren, am Massagetisch mit viel Kraft und mit dem Einfluss der Schwerkraft auf den menschlichen Körper zu arbeiten. Sie lernten sich bei der Beschäftigung mit hawaiianischer Massage und dem Schwimmen mit Delphinen kennen und entwickelten aus den dort und beim Tiefseetauchen gemachten Erfahrungen ihre spezielle Form einer Behandlung im Wasser. Sie entdeckten auf spielerische Weise ähnliche Bewegungsabläufe, wie sie bei der IPEG-Therapie und der Körpertherapie im Wasser (KIW) vorkommen.

# Pränataler Wassertanz

Bei dem von der Bielefelder Krankenschwester und Milieutherapeutin Lavida Gerda Eversmann entwickelten Pränatalen Wassertanz wird die Klientin in Embryonalhaltung langsam unter Wasser geführt. Anschließend löst auch die Therapeutin den Kontakt zum Boden, geht selbst unter Wasser und begleitet die Klientin nun mit sanften embryonalen Bewegungen. Möglicherweise entsteht dadurch ein Gefühl wie im Mutterbauch.

# Tantsu

Tantsu ist eine Verbindung von Massage, Shiatsu im Wasser und passiven Meridian-Dehnungsübungen – ähnlich dem Zen-Shiatsu, der aus der ayurvedischen oder der tibetischen Medizin stammenden Arbeit an den Körperchakren. Es können subjektiv Gefühle von intensivem Energiefluss durch den Körper auftreten. Immer wieder gibt es in dieser Arbeit Phasen der Entspannung, Stille und inneren Ruhe. Ein wichtiges Ziel dieser wie auch anderer ruhiger Wassertherapieformen ist es, sich selbst zu erfahren und annehmen zu lernen.

# Wassergymnastik

Wassergymnastik wird meist in der Gruppe durchgeführt. Es geht um ähnliche Zielsetzungen wie bei der funktionellen Krankengymnastik. Gymnastik im Wasser führt zu einer schonenderen, aber längerfristiger wirkenden Beanspruchung der Muskulatur und dadurch zu einem effektiveren Aufbau der Muskelkraft. Zusätzlich spielt, wie auch in der »Wassergymnastik« der Bonner Krankengymnastin und Krankenschwester Alma Wessels beschrieben (siehe Literatur), die Entspannung im Wasser sowie die Aktivierung und Vitalisierung, aber auch das Gruppenerlebnis eine wichtige Rolle. In vielen Schwimmbädern und in jedem Kurort gibt es heute entsprechende Angebote.

# Wasser-Rebirthing

Das Verfahren des Wasser-Rebirthing ist aus dem Rebirthing, einer Atemtherapiemethode, abgeleitet. Beim Rebirthing steigert der Klient sowohl seine Atemfrequenz als auch seine Atemtiefe und gerät dadurch in einen Zustand, der sich Hyperventilation nennt. Zuerst treten Kribbeln und Taubheitsgefühle in Gesicht und Händen auf, die sich dann gegebenenfalls über den ganzen Körper ausbreiten. Anschließend kann es zur Entwicklung besonderer Bewusstseinszustände kommen, die Grenzerfahrungen und im weiteren Verlauf Regressionserlebnisse beinhalten und einen therapeutischen Prozess unterstützen können. Das Wasser erleichtert das Einlassen auf den Prozess des Rebirthing und mildert die mit der Hyperventilation verbundenen, oftmals zunächst unangenehmen, Körpergefühle.
Warmwasser-Rebirthing wird auf dem Rücken oder auf dem Bauch liegend (mit Schnorchel) durchgeführt.
Kaltwasser-Rebirthing findet in einem flachen Schwimmbad oder an einem Meeres- oder Flussufer statt. Der Klient führt die Rebirthing-Atmung aus und geht währenddessen in Begleitung seines Therapeuten Schritt für Schritt tiefer ins Wasser hinein.

# Wassertanzen

Aman Peter Schröter und Arjana Claudia Brunschwiler, Schüler von Harold Dull, dem Begründer von Watsu, haben das Wassertanzen als Therapieform entwickelt. Es ist im Vergleich zur IPEG- und KIW-Therapie dynamischer und betont eher die sinnlich ekstatischen Erfahrungen.

# Waterbalancing

Der in Bad Gögging arbeitende Diplompsychologe Gunter Freude fand vor vielen Jahren in den Kaskadenbecken von Terme di Saturnia in der Südtoscana Heilung für sein damals diagnostiziertes Gelenkrheuma und für die Bewältigung einer Lebenskrise nach dem Berufsexamen. Um sich längere Zeit entspannt im Wasser aufhalten zu können, experimentierte er mit verschiedenen Auftriebskörpern und erstellte einen Katalog von Bewegungen, die ihm Linderung verschafften. Die erste Phase der von ihm entwickelten Therapie, genannt Floating, bei der mit Auftriebskörpern gearbeitet wird, weist Ähnlichkeiten mit der ersten Phase des IPEG-Verfahrens auf dem Wasser auf. Die Entspannung steht im Vordergrund. Danach wird der Klient nur von den Händen des Behandlers getragen. Später sind auch Erfahrungen unter der Wasseroberfläche möglich. Waterbalancing wird auch bei Lumbago (tiefer Kreuzschmerz), in der Rehabilitation bei orthopädischen Erkrankungen und in der Prophylaxe der drohenden Endoprothesenoperationen eingesetzt.

# Watsu

Das von Harold Dull entwickelte Watsu-Verfahren beruht auf der Idee, die Shiatsu-Behandlung (sanfte japanische Fingerdruckmassage) im Wasser durchzuführen. Harold Dull entdeckte, dass er selbst im warmen Wasser wesentlich entspannter behandeln konnte als im »Trockenen«. Patienten waren dabei eher in der Lage, loszulassen und sich der Massage hinzugeben. Der Körper des Patienten konnte sanfter als bei der klassischen Behandlung gedreht und für die Massagegriffe von allen Seiten erreicht werden. Die im Shiatsu enthaltenen Dehnübungen werden vom Behandler am Patienten – und nicht aktiv selbst vom Patienten – durchgeführt. Schüler von Harold Dull entwickelten darüber hinaus das Wassertanzen, das inzwischen auch von vielen Watsu-Behandlern praktiziert wird.

# Waving

Das von Anne Maillart entwickelte Waving hat große Ähnlichkeit mit den beim IPEG-Verfahren und in der Körpertherapie im Wasser (KIW) durchgeführten Bewegungsmustern. Insgesamt ist der Behandlungsverlauf ruhiger. Es beinhaltet wesentlich öfter als bei den anderen Verfahren Phasen, in denen der Klient unter Wasser sanft gehalten und geführt wird. Waving bedeutet für Anne Maillart innerliches und äußerliches »Wellen machen«, mit dem auf sanfte Weise etwas bewegt werden kann. Selbsterkenntnis, Wahrnehmen und Entwickeln innerer Potentiale sowie sich selbst näher kommen sind wichtige Aspekte dieser Arbeit.

# Wie finden Sie den richtigen Therapeuten?

Hören Sie sich um, ob jemand einen Wassertherapeuten kennt, und fragen Sie nach dessen Erfahrungen mit diesem Therapeuten und seiner Methode. Sollte sich niemand in Ihrer Bekanntschaft finden, der Ihnen weiterhelfen kann, versuchen Sie, über die unten angeführten Adressen sich jemanden in Ihrer Nähe empfehlen zu lassen. Sie können auch unter den angegebenen Stichworten im Branchentelefonbuch nachschauen oder die örtlichen Anzeigenblätter durchsehen. Doch auch wenn Ihnen jemand empfohlen wird, kann es der falsche Therapeut für Sie sein. Gehen Sie deshalb umsichtig vor.

Nehmen Sie sich die Zeit, mit dem Therapeuten zu sprechen. Suchen Sie vielleicht zunächst einen Telefonkontakt. Vereinbaren Sie – nach diesem Telefonkontakt – ein Vorgespräch. Lassen Sie ihn über seine Vorstellungen von der geplanten Therapie erzählen. Stellen Sie ihm Fragen. Fragen Sie nach der Ausbildung des Therapeuten. Wo und wie lange hat der Therapeut welche Methode erlernt? Wie lange übt er diese Methode aus? Wie intensiv sind seine Erfahrungen? Steht er unter einer Supervision?

Doch selbst der erfahrenste Therapeut kann für Sie in Ihrer augenblicklichen Situation nicht der richtige Partner sein. Legen Sie sich deshalb beim ersten Kontakt noch nicht fest. Lassen Sie Ihre Eindrücke nachwirken, und melden Sie sich erst dann wieder.

Sollten Sie sich nicht wohl fühlen, sollten Sie unsicher sein oder Angst vor dem Therapeuten oder der ersten Sitzung haben, nehmen Sie Abstand von einer Behandlung. Denn ein eventuell auftretendes Unbehagen ist immer ein wichtiges Signal Ihres inneren Selbst. Auch wenn Sie es nicht begründen können, sagt Ihnen eine innere Stimme auf diese Weise, dass Sie sich auf diesen Therapeuten oder auf seine Behandlung besser nicht einlassen sollten. Viele Beispiele, die ich durch die Erzählung meiner Patienten oder durch meine Kollegen kenne, zeigen, wie wichtig es ist, vorsichtig und vielleicht sogar misstrauisch zu sein, wenn es darum geht, für sich selbst einen Therapieplatz zu suchen.

Vereinbaren Sie stets zunächst eine Probesitzung. Lassen Sie sich dann wiederum ausreichend Zeit, um Ihre Eindrücke zu verarbeiten, bevor Sie sich für weitere Sitzungen entscheiden. Gestehen Sie sich immer die Möglichkeit zu, jederzeit – auch mitten in einer Sitzung – aufzuhören und die Therapie zu beenden.
Diese Hinweise gelten immer dann in abgemilderter Form, wenn bei der Wassertherapie die rein körperliche Übung oder Abhärtung und Reiztherapie im Vordergrund stehen.

**Das kostet eine Wassertherapie:**
Zwischen DM 10,- und DM 25,- für Gruppenübungen wie beispielsweise bei Aqua-Fitness oder Aqua-Aerobic (für ca. 30 Min.). Zwischen DM 40,- und DM 250,- (Extrembeispiel) für eine Einzeltherapie (für ca. 30–45 Min.). Meines Erachtens sollten jedoch für eine Einzelsitzung nicht mehr als DM 150,- verlangt werden.

# *Adressen*

Das vorliegende Adressverzeichnis enthält nur einen willkürlichen Ausschnitt aus den reichhaltigen und ständig wechselnden Angeboten für Wassertherapie. Es wurde versucht, Zentraladressen oder Adressen von Ausbildungszentren zu ermitteln, über die sich Therapeutenadressen für eine bestimmte Methode erfragen lassen: Die nachfolgenden Anschriften aus verschiedenen Bereichen helfen Ihnen mit Informationen weiter. Wenn Sie erste Erfahrungen machen möchten, können Sie auch einmal das Programm Ihrer örtlichen Volkshochschule durchblättern. Fragen Sie außerdem Ihren Hausarzt, Masseur oder Krankengymnasten bzw. auch im Sportgeschäft nach.

Im IPEG-Institut, Heidelberg, haben wir damit begonnen, ein umfassendes Archiv für Wassertherapieformen und Therapeuten anzulegen. Jeder Therapeut, der sich bei uns meldet, wird auf Wunsch dort registriert. Therapiesuchende Interessenten können im IPEG-Institut, Lauerstr. 6, 69117 Heidelberg, nachfragen, um vielleicht eine Adresse in ihrer Nähe zu erfahren.

**Aquabalancing** Inaqua Institut G. Freude, Auweg 1, 93333 Neustadt

**Aqua-Healing** Wassermannzentrum Mariella Floris, Hengstberg 17, 74417 Gschwend

**Aqua-Jogging, Aqua-Aerobic, Aqua-Fitness, Aqua-Step, Hydropower** Institut für Sport und Sportwissenschaft der Universität Heidelberg, Dr. K. Reischle, Im Neuenheimer Feld 700, 69120 Heidelberg

Deutsche Gesellschaft für das Badewesen e.V., Alfredistr. 32, 45127 Essen

Institut für Gesundheitssport und ambulante Rehabilitation, Waldstr. 11, 69257 Wiesenbach

Deutsche Sporthochschule Köln, Frau Dr. Eckey, Institut für Rehabilitation und Behindertensport, Carl-Diehm-Weg 6, 50933 Köln.

Sports Vision Germany, Schertlinstr. 12a, 89159 Augsburg

**Floating** Deutscher Verband für Physiotherapie – Zentralverband der Physiotherapeuten und Krankengymnasten (ZVK) e.V., Postfach 21028, 50528 Köln

**Halliwick-Methode/Mac Millan** Niederländische Halliwick-Vereinigung Johan Lambeck P.T., Akkerslep 32, NL-6581 VM Malden/Niederlande

Deutscher Verband für Physiotherapie – Zentralverband der Physiotherapeuten und Krankengymnasten (ZVK) →Floating

**IPEG-Wassertherapie** IPEG-Institut/Institut für Persönlichkeitsentwicklung und Gesundheitsbildung, Lauerstr. 6, 69117 Heidelberg

**Isolationstank-Arbeit** Open mind Samadhi Tanks, Blumenstr. 37, 80331 München

**KIW** Schweizerische Gesellschaft für Körperarbeit im Wasser, Balmweg 4, CH-3007 Bern

**Kneipp-Wassertherapie** Kneipp-Bund e.V. Bundesverband für Gesundheitsförderung, Adolf-Scholz-Alle 6, 86825 Bad Wörishofen

**Liquid Sound** Mickey Remann, Wunderwaldstr. 2, 99518 Bad Sulza

**Oceanic-Aquabalancing** Institute for Oceanic-Aquabalancing, Joachim Friedrichstr. 38, 10711 Berlin

**Pränataler Wassertanz** Lavida G. Eversmann, Mühlenstr. 90, 33607 Bielefeld

**Wassergymnastik, Funktionelle Krankengymnastik im Wasser** Deutscher Verband für Physiotherapie – Zentralverband der Physiotherapeuten und Krankengymnasten (ZVK) e.V., Postfach 21028, 50528 Köln

**Wasser-Rebirthing** Dansby und Huppertz, Schönrathstr. 83, 52066 Aachen

**Waterbalancing** (auch Aquabalancing genannt) Aquamarin-Institut, Hotel Marc Aurel, Heiligenstätterstr. 36, 93333 Bad Gögging

**Watsu, Wassertanzen** Institut für Aquatische Körperarbeit, Binderstauden 6, 79215 Elzach

Institut für Aquatische Körperarbeit, Oberhausenstraße 1, CH-8712 Stäfa/Schweiz

**Waving** Anne Maillart, Bärmattweg 5, CH-3324 Hindelbank

# *Literatur*

Berkling, J./Krasemann, Ernst O.: »Beeinflusst Gesundheitswissen das Verhalten?« In: *Öffentliches Gesundheitswesen.* – Wes. 52 (1990) 580-584.

Boyesen, G./Boyesen, M.-L.: *Biodynamik des Lebens. Die Gerda Boyesen Methode.* Synthesis Verlag, Essen, 3. Aufl. 1994.

Boyesen, G.: *Über den Körper die Seele heilen. Biodynamische Psychologie und Psychotherapie.* Kösel Verlag, München, 8. Aufl. 1997.

Dahlke, R.: *Krankheit als Sprache der Seele.* 30. 10. 94, Vortrag Medizinische Woche Baden-Baden, Internat. Gesellschaft für Psychotherapie und Psychopädie.

Dull H.: *Watsu – Befreiung des Körpers im Wasser.* Haug Verlag, Heidelberg (voraussichtl.1997).

Fahrländer, C.: *Körperferne und Selbstentfremdung – Wurzeln und Bedeutung ganzheitlicher Körpertherapie am Beispiel von Entspannungsmethoden im Wasser.* Zulassungsarbeit an d. Akademie Waldenburg, Wintersemester 1992.

Fromm, E.: *Die Kunst des Liebens.* Deutscher Taschenbuch Verlag, München 1996.

Gesundheitswissen schützt vor Krankheit nicht. Warum Aufklärung oft wirkungslos verhallt. In: *Apotheker Zeitung* 5, 28. Januar 1991.

Goethe, J.W. von: »Faust« (Teil II). In: *Gesamtausgabe.* Insel Verlag, Frankfurt, o.J.

Grof, S.: *Topographie des Unbewussten.* Klett-Cotta Verlag, Stuttgart 6. Aufl. 1993.

Heine, H.: »Buch der Lieder. Die Nordsee. Erster Cyclus. II. Abenddämmerung«. In: *Heinrich Heine Säkularausgabe. Werke, Briefwechsel, Lebenszeugnisse.* Bd. 1: Gedichte 1812–1827. Akademie-Verlag – Editions du CNRS / Berlin/ Paris 1979, S. 157

Hohensee, A.: In Ruhe auf das Sterben vorbereiten – Kinderhospize in Großbritannien. In: *Deutsches Ärzteblatt 94*, Heft 28-29, Juli 1997.

Hurrelmann, C./Laaser, U. (Hrsg.): *Gesundheitswissenschaften. Handbuch für Lehrer, Forschung und Praxis*. Beltz Verlag, Weinheim 1993.

Knörzer, W. (Hrsg.): *Theorie und Praxis ganzheitlicher Gesundheitsbildung*. Haug Verlag, Heidelberg 1994.

Koronare Risikopatienten. »50.000 Mark Werbeaufwand – und der magere Erfolg«. In: *Medical Tribune Nr. 14*, 5. April 1991, S. 31.

Krasemann, E.O.: »Verhaltenstherapeutische Beeinflussung der Hypercholesterinämie bei Hochrisikopatienten in der Rehabilitation«. In: *Medical Tribune*, 5. April 1991.

Krasemann, E.O.: »Wo bleibt die Durchsetzungsstrategie in der Prävention von Krankheiten?« In: *Der Kassenarzt* 3 (1987) 13.

Kühne, Chr. (Hrsg.): Aqua-Jogging Forum, *Abstract book*, Stiftung Rehabilitation Heidelberg. Selbstverlag Institut für Gesundheitssport und ambulante Rehabilitation, Waldstr. 11, 69257 Wiesenbach 1/97.

Lilly, J.C.: *Das Zentrum des Zyklons*. Fischer Verlag, Frankfurt 1970.

Maslow, A.: *Motivation und Persönlichkeit*. Rowohlt Taschenbuch Verlag. Reinbek b. Hamburg 1981.

Morgan, E.: *Kinder des Ozeans. Der Mensch kam aus dem Meer*. Goldmann Verlag, München 1987.

Odent, M./Johnson, J.: *Wir alle sind Kinder des Wassers*. Kösel-Verlag, München 1995.

Olschewski, A.: *Progressive Muskelentspannung*. Haug Verlag, Heidelberg, 3. Auflage 1996.

Olschewski, A.: *Streß bewältigen. Ein ganzheitliches Kursprogramm*. Haug Verlag, Heidelberg 1994.

Olschewski, A.: *Atementspannung. Abbau emotionaler und körperlicher Anspannung durch Atemtherapie*. Haug Verlag, Heidelberg 1995.

Olschewski, A.: »Sich vom Wasser tragen lassen – Entspannung und Körperpsychotherapie im Wasser«. In: *Krankengymnastik/Zeitschrift für Physiotherapeuten*. Pflaum Verlag, München, Heft 6/97.

Rilke, R.M.: *Die Gedichte in einem Band. Sämtliche Gedichte.* Insel Verlag, Frankfurt 1986.

Schipperges, H./Vescovi, B./Geue, B./Schlemmer, J.: *Die Regelkreise der Lebensführung.* Deutscher Ärzte-Verlag, Köln 1988.

Schneider, S.W.: *Eintauchen – Entspannung und Heilung im warmen Wasser.* Rowohlt Taschenbuch Verlag. Reinbek b. Hamburg o.J.

Schröter, A.P./Brunschwiler, A.C.: *WasserTanzen. Aquatische Körperarbeit.* Aurum Verlag, Braunschweig 1996.

Schulz, M.: (Arbeitstitel) *Bewegen und Bewegtsein im Wasser – Krankengymnastik im Bewegungsbad auch mit wasserspezifischen Geräten bei gynäkologischen orthopädischen Krankheiten, in der Schwangerschaft und zur Rückbildung und zur Osteoporose und Inkontinenzprophylaxe*, Pflaum Verlag, München 1998.

Schwenk, Th.: *Das sensible Chaos.* Verlag Freies Geistesleben, Stuttgart, 9. Aufl. 1995.

Stern, S.: Schwerelos beschwerdefrei ... Therapie im Wasser. In: *Umwelt direkt.* Wolf Verlag, Schriesheim, Juli 1997.

Tomatis, A.: *Klangwelt Mutterleib. Die Anfänge der Kommunikation zwischen Mutter und Kind.* Kösel Verlag, München, 2. Aufl. 1996.

Uexküll, Th. v. (Hrsg.): *Psychosomatische Medizin.* Urban und Schwarzenberg. München, Wien, Baltimore, 5. neu bearb. u. erw. Aufl. 1996.

Umeda, Y./ Nakajiama, M./ Yoshioka, H.: *Surfer´s Ear* (Japan) Laryngoscope 99, S.639, 6/1989.

Verein für Humanistische Psychologie Heidelberg: Veranstaltungsprogramm. Heidelberg 1980.

Wessels, A.: *Wassergymnastik. Theorie und Praxis der Bewegungstherapie im Wasser.* Haug Verlag, Heidelberg 1992.

Williams, H.: *Kontinent der Wale.* Zweitausendeins, Berlin 1988.

**Video:**
Denise Weyermann, Bern: *Körpertherapie im Wasser.*

# Dank

Der Lektorin Sybille Sarnow, Heidelberg, für die intensive Betreuung und Beratung bei der Manuskripterstellung und ihr engagiertes Lektorieren; dem Fotografen Wolfgang Seelig für die sorgfältige Vorbereitung und die einfühlsame Umsetzung des therapeutischen Vorgangs in Bilder;

meiner Frau Nienke Sandra Hattenhauer-Olschewski, die den Entstehungsprozess dieses Buches mit vielen beratenden Gesprächen unterstützt und gemeinsam mit unseren beiden Töchtern Amber Nina und Sandra Tessa als Modell für die Aufnahmen bei der Entspannung und Therapie im Wasser zur Verfügung gestanden hat;

Mira Kämmerer, Sybille Sarnow und Werner Dilberger für ihre Bereitschaft, sich bei der IPEG-Arbeit fotografieren zu lassen, und Hans-Peter Fischer für seine professionelle fotografische Arbeit sowie dem Fotografen Max Galli für seine Bilder;

der Rheuma-Klinik Bad Rappenau sowie der Orthopädischen Universitätsklinik Heidelberg für die Nutzung des Warmwasserbeckens bei den Fotoaufnahmen;

Ulrike Reverey, der Lektorin im Kösel-Verlag, für die viele Zeit, die sie mir zur Verfügung stellte, für die schnelle und effektive Umsetzung des Projekts, die umsichtige und sorgfältige Arbeit und ihre kreative Unterstützung.

# *Bildquellen*

AP/Süddeutscher Verlag Bilderdienst: Seite 25

Lothar Diettrich, München: Seite 121 (Thuner See, Schweiz)

Hans-Peter Fischer, Elzach: Seiten 66, 80, 81, 93

Max Galli, St. Moritz: Seiten 117, 122

Ursula Maenner, München: Seite 2 (Insel Sainte Marie vor Madagaskar)

Adalbert Olschewski, Heidelberg: Seite 144 (Wasserfall auf der Insel Savaii, Samoa)

Sybille Sarnow, Heidelberg: Seite 10

Wolfgang Seelig, Heidelberg: Seiten 7, 12, 15, 23, 29 (Alhambra, Granada), 32, 36 (Generalife, Granada), 39, 40, 41, 50, 57, 61, 63, 70, 74, 75, 78, 83, 84, 85, 96, 99, 110 (Familienschnappschuss Olschewski-Hattenhauer), 119, 125

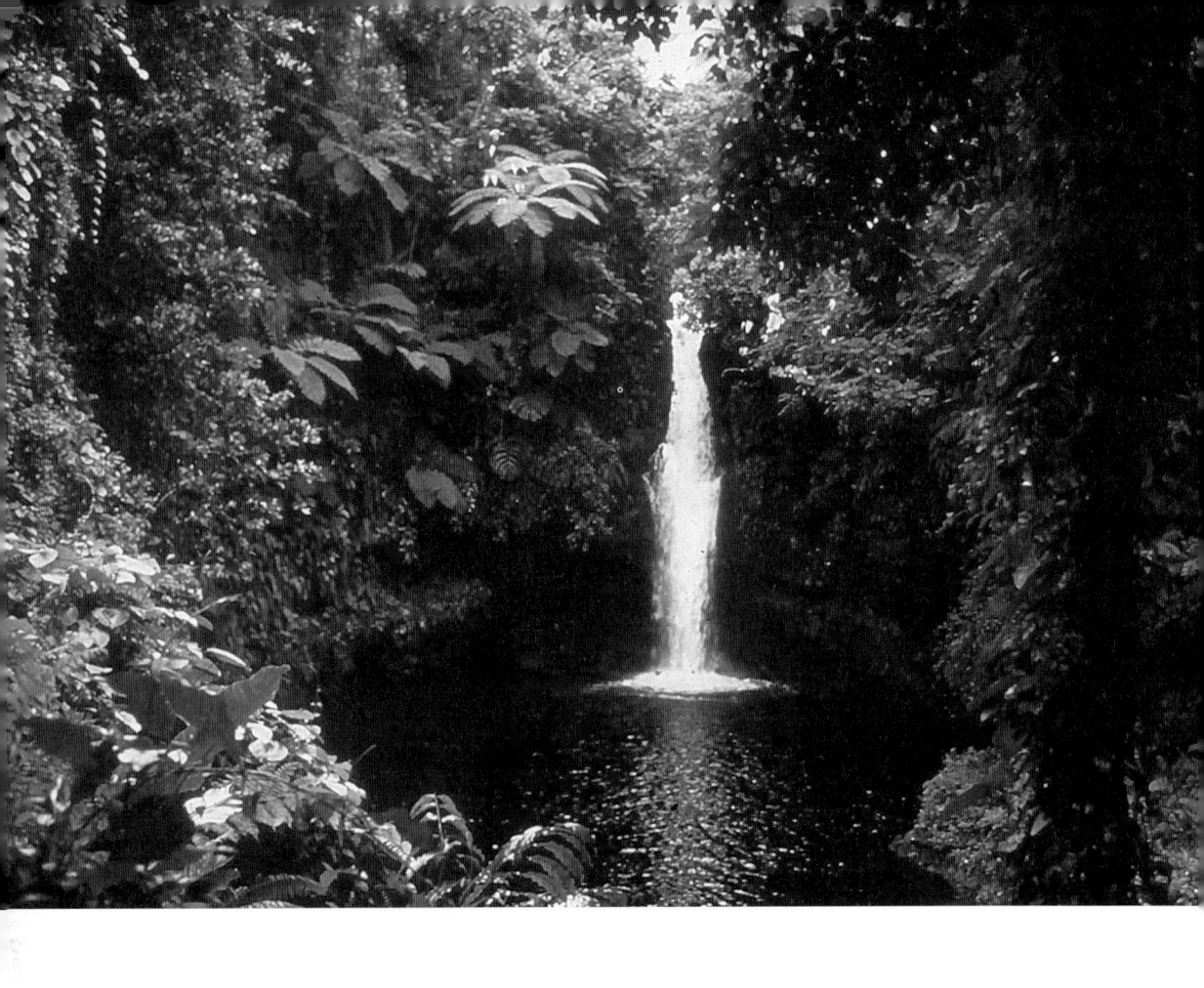